병이 들면 왜! 뼈를 보지 않는가?
- 이것만 알면 치유가 쉬워진다

"어디든 아프면! 차서!"

족·주(足·酒) 체질구별법, 65℃

병이 들면 왜! 뼈를 보지 않는가?

이것만 알면 치유가 쉬워진다

온골요법 임상연구재단 **문운석**

목차

들어가며 10

추천사 16

온골(溫骨)요법 Ⅰ, Ⅱ, Ⅲ, Ⅳ 29
- 1. 건강의 대명제 33
- 2. 혈액 순환의 대명제 35
- 3. 혈액의 대명제 40
- 4. 식생활의 대명제 43

01. 지금까지 모르던 것을 알아야 한다 51
- 체온을 올리기 힘든 이유 53
- 허준의 스승 '안광익'의 말 56
- 세상에서 이해하기 힘든 말들 58

02. 사람을 누가? 무엇으로 만들었나? 65
- 사람을 누가, 무엇으로 만들었나? 67
- 천(天), 지(地), 인(人, 仁) 68
- 혈기(血氣) 70
- 공기(空氣) 73
- 태어나서 죽을 때까지, 생로병사(生老病死) 75
- 체온(體溫), 온골(溫骨)! 79

03. 건강의 모든 것! - 생로병사(生老病死) 83
- 건강의 모든 것 - 생로병사의 공통점!! 85

- 태어날 때 타고난 발의 온도가 다 다르다!   88
- 마사이족과 피그미족을 알면 건강의 기준이 잡힌다!   91
- 현대 문명의 결과와 인체   94

04. 마사이족과 혈액 순환   99

- 마사이족이 건강하게 오래 사는 공통점   102
- 아픈 곳의 공통점   104
- 건강에 좋고 나쁜 것의 공통점   106
- 혈액 순환의 온(溫)과 냉(冷)   109

05. 타고난 발의 온도와 술의 주량만 알면! 모든 게 술술 풀린다   113

- 족·주(足·酒) 체질 구별법   115
- 족·주(足·酒) 체질 구별법으로 푸는 방법   120
- 어디든 아프면! 무엇부터 생각해야 하나?   125
- 현재 본인의 체온을 체크하는 방법   130
- 아프면 따라붙는 3가지 – 균, 바이러스, 염증, 통증   134
- 치유가 쉬운 병, 어려운 병을 구별하는 방법   139
- 체질을 구별하는 병 – 고혈압과 저혈압   143
- 치유하는 원리는 아주 쉽다   148
  * 생리통, 감기, 통풍, 뇌전증

발이 찬 병(잔병) – 저혈압, 수족냉증, 우울증, 자살, 두통, 설사, 변비, 감기, 생리통, 아토피, 골다공증, 식욕부진, 조기성생활기피증, 불면증 등

- 당뇨병(糖尿病)   153

  발이 따뜻한 병(큰병) - 고혈압, 고지혈, 당뇨, 뇌경색, 중풍, 통풍, CRPS, 공황장애, 뇌전증, 천식, 조현병, 틱장애, 신장투석, 파킨슨 등

  * 부종, 관절염, 쥐경련

- 암(癌) - 누구나 걸릴 수 있는 병   161
- 코로나19 - 균과 바이러스 해결하려면?   168
- 마약 중독 - 치유는 어떻게 해야 하나?   173
- CRPS(복합통증증후군)   175
- 불임(不姙) - 임신하지 못하는 병   181
- 임신이 잘 되지 않을 때 먼저 해야 할 일   186
- 인류 건강의 마지막 숙제!! - 비만 '열'   188
- 인류 건강의 마지막 숙제가 '비만'이고 '열'인 이유?   196

06. 생명을 유지하는 데 가장 중요하고 피할 수 없는 것   203

- 공기(空氣), 물(生命水), 소금(鹽)   205
- 인체는 발효 공장   208
- 수맥(水脈)   210
- 뼈(骨)가 차가워진다   213
- 마사이족의 환경과 첨단 문명의 결과?   217

07. 고속도로를 알면 건강의 '답' 혈액 순환이 보인다   221

- 혈액 순환의 가장 근본 기초 요소   223
- 열(熱)의 특성과 인체의 열 분포   225

- 피부(皮膚) - 아침에 찬물로 샤워해 보라! 그 속에 답이 있다
  그리고 그 물을 마셔 보라!!   229
- 두한족열(頭寒足熱) → 두온족열(頭溫足熱)?   232
- 고속도로와 혈액 순환   234

08. 서까래만 갖고 집을 지을 수 없다   241

- 다시 한번 묻습니다 - 상식!!   243
- 서까래만 갖고 집을 지을 수 있나?   246
- 최소한 고장 난 것만큼 고쳐 줘야!!   248
- 다 쓰러져 가는 집을 작대기로 버틴다?   249
- 60~70년 동안 나이만큼 쌓여 망가진 몸의 체온을
  하루아침에 올리려는 인간의 욕심을 버려야!!   250
- 아픈 곳의 공통점이 "차다!"   251
- 체온을 올리는 데 필요한 만큼 실천하는 게 힘들어서 - '작심삼일' 253

09. 이제는 인체도 아프기 전에 리모델링하는 시대!!   257

- 생로병사의 체온이 떨어지는 과정   261
- 효율적인 체온(體溫) 리모델링   264
- 태어나면서부터 환경을 맞춰 줘라!   266
- 10대부터 시작하면 왜 좋은가?   267
- 20대부터 시작하면 왜 좋은가?   268
- 30대부터 시작하면 왜 좋은가?   269
- 40대부터 시작하면 왜 좋은가?   270

- 50대부터 시작하면 왜 좋은가?   271
- 60대부터 시작하면 왜 좋은가?   273
- 70대부터 시작하면 왜 좋은가?   274
- 80대부터 시작하면 왜 좋은가?   275
- 100세 때 시작하면 왜 좋은가?   276
- 지금이 바로 최적의 리모델링 시기   277

10. 호미로 막을 것을 가래로 막지 마라!   283
- 온골(溫骨)요법   286
- 호미로 막을 것을 가래로 막지 마라!   290
- 그래도 판단을 내리시기 힘든 분들에게!   292
- 온골(溫骨)요법을 보신 분은 행운아이십니다!   294

11. 온골(溫骨) 시스템   297
- 온골(溫骨) 시스템의 특징   300
- 체온을 올리는 구성과 역할   301
- 체온을 올리는 효율적인 선택의 기준   310
- 체온을 올릴 때 알아야 할 사항 – 주의 사항!!   313

들어가며

안녕하십니까?

이렇게 건강과 인연이 되어 만나 뵙게 되어 반갑습니다.

첫 번째 저서 《어디든 아프면 이 책을 보면 된다》에서 보시듯 20년 동안 가족의 죽음을 지켜보면서 궁금해서 호기심으로 시작됐던 것이 그 '답'을 찾지 못해, 지금까지 건강을 다루시는 분들이 해 보지 못한 것이 무엇인가를 생각하다가 죽어 가는 사람들만 대해 봤지 정작 죽어 가는 실험을 해 보지 않았다는 생각이 전광석처럼 떠올라 건강에 나쁘다는 식생활, 술, 담배, 지나친 섹스, 스트레스, 과로, 영하 30℃의 냉동 창고에서 얼어 죽는 실험 등 30여 가지에 이르는 것을 갖고, 10년 동안 30여 차례 죽음의 문턱을 넘나드는 생사를 건 생체 실험 과정을 토대로 전 세계 오대양 육대주(五大洋 六大洲)의 기후와 체질, 식생활 등을 통계로

선천적으로 태어날 때 발이 찬 편이냐 따뜻한 편이냐에 따라 토하지 않는 술의 주량만 알면!! 전 세계 모든 사람들이 똑같은 환경에서, 인체에서 나타나는 식생활, 성격, 식욕, 성욕 등 걸리는 병(예: 감기)이 다 다르게 나타나는 것을 수학 문제 풀 듯 누구나 쉽게 생로병사(生老病死)의 원인과 이유 해결 방법을 알 수 있는 체질 구별법인 족·주(足·酒) 체질 구별을 말씀드렸습니다.

이 족·주(足·酒) 체질 구별법만 알면, 전 세계 모든 사람들의 생로병사(生老病死)의 원인과 이유와 건강을 되찾는 궁극적인 '답'은 누구나 아는 체온 36.5℃였습니다.

그래서 전 세계는 현대 의학이 됐든, 한의학이 됐든, 대체 의학이 됐든 체온 1℃를 올리면 면역력이 5배 증강된다면서 이구동성으로, 체온 올리는 것을 한결같이 이야기하고 그 방법을 제시하고 있습니다.

그런데 문제는 현대 문명과 첨단 의학이 발달하여 120세까지 살 날이 얼마 안 남았다고 말하는데 문제는 어린아이들한테까지 고혈압, 간질 등 이름 모를 병들이 나타나고 점점 성인병들이 젊은이들에게 나타나고 있다는 것입니다.

전 세계의 하늘과 땅의 모든 교류를 마비시키듯 막았던 코로나19 앞에서 우리는 속수무책으로 인간의 한계를 절실히 느끼기도 하였습니다.

쉽게 생각하십시오!!

그리고 또 쉽게 생각하십시오. 어린아이처럼!!
이 책은 아니 온골(溫骨)은 유치원 아이나, 초등학교 어린이의 수준이면 누구나 다 알아듣고 판단할 수 있고 부정하기 힘들고 쉽게 실천할 수 있는 원리로 설명하고 있습니다.

나이가 많을수록, 건강 지식이 많을수록, 똑똑할수록, 고정관념으로 세뇌되어 판단하지 못하는 넌센스가 나타납니다.

"나라를 누가 무엇으로 지키느냐?" 하고 물으면 군인이라고 유치원 아이가 대답합니다. "어떻게 하면 잘 지키느냐?"라고 물으면 잘 먹어 건강하고 첨단 무기를 갖고 정신 교육이 잘돼 있으면 된다고 초등학생이 말합니다.

그런데 코로나19로 전 세계가 난리 치는데 정작 우리 몸을 무엇이 지키는지, 어떻게 해야 잘 지키는 건지 TV에서 들어 보신 적 있습니까?
이게 넌센스입니다.

초등학교 어린이면 누구나 아는 백혈구라 말하고 36.5℃라고 말할 것입니다. 이게 근본적인 답입니다. 그래서 심장엔 암이 없고, 담석이 없는 것입니다. 그러면 무엇 때문에 체온을 올리기 힘든 것입니까? 이것만 알면 되는 것입니다.

이 또한 쉽게 생각하십시오.

현대 문명과 첨단 의학의 혜택을 받지 않고도 세계에서 가장 키가 크고(180cm) 건강하게 오래 사는 사람이 많은 원주민 마사이족의 식생활을 보시면 쉽게 알 수 있습니다.

생존의 첫 번째인 1. 굶지 않고, 2. 따뜻한 날씨 등(공기, 호흡, 피부), 3. 사냥으로 많이 움직여 '열'을 발생하는 식생활로 생활 중에 몸을 차게 하는 현대 문명의 결과인 1. 찬 공기, 2. 찬물, 3. 찬 음식 등, 4. 찬 생활(냉장고, 에어컨, 정수기)을, 생활 중에 접할 수 없다는 것입니다.

이것들은 다름 아닌 생명을 유지하는 데 가장 중요하고 피할 수 없는 것들입니다. 온골(溫骨)요법은 20년 전에도 공기, 물, 소금, 수맥 등을 말하고 10년 전이나 지금도 공기, 물, 소금, 수맥, 뼈를 말할 뿐입니다. 왜? 인체는 변하지 않는데, 현대 문명 속에 사는 사람들한테는 이것이 24시간 쉬지 않고 우리 몸을 차게 하기 때문이다.

중요한 건 평상시 접하는 공기, 물, 소금, 수맥, 뼈를 어떻게 알고 있었느냐는 것입니다. 체온 1℃만 올릴 수 있으면 된다는데 도대체 무엇을 몰라서 힘든 것입니까!!

혈액 순환!! 쉽게 또 쉽게 생각하십시오. 어린아이처럼!!
혈액 순환은 뼈→심장→혈관→피부에서 유턴하여(U) 반복하면서 순환을 합니다. 고속 도로에서 사고 난 차만 치우면 원활해지듯 인체의 어딘가 막힌 곳을 뚫어 주기만 하면 되는 것입니다.

조금만 추워도 몸이 수축되어 불편한데 생명을 좌우하는 피를 만드는 뼈가 차가워지면서 기름이 굳어 막혀 피가 나오는 구멍을 원천적으로 막고 피를 만드는 곳이 점점 줄어들고 있다는 것을!
자동차의 엔진과 같은 뼈를 얼마나 알고 계십니까?

건강하든, 건강하지 않든 나이만큼 차가워진 125,000km의 마지막 차가운 곳(모세 혈관, 아픈 곳, 뼈)을 지금보다 따뜻하게 하여 10년 후 지금보다 젊고 건강하고 활력이 넘치는 삶을 사시는 데 도움이 되시길 바랍니다.

그 시작이 뼛속이 차가워 기름이 굳어 피가 나오는 구멍을 막고 있는 것을 뚫는 것입니다.

끝으로 고통받는 많은 분들의 치유를 위해 모든 의학의 역할을 함께하는 통합 의학을 선도하시는 박우현 교수님과 선재광 박사님께 진심으로 감사드리며 더불어 이 글을 쓰기까지 도움을 주신 많은 분들과 묵묵히 지켜봐 준 아내 이미경 님에게 고마움을 표하며 이 모든 달란트를 주신 하느님께 영광을 돌립니다.

온골(溫骨)요법 임상연구재단 이사장 **文雲鉐**

추천사 I

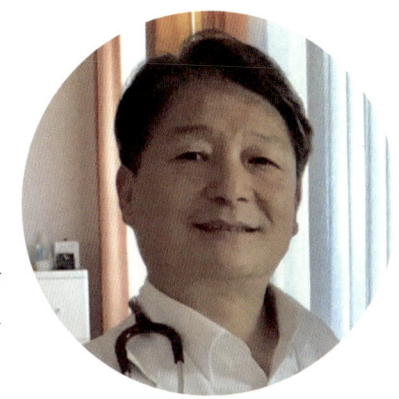

의료법인 유럽동서의학병원장
경희대학교 한의과대학 겸임교수

박우현

  모든 생명체와 공생하며 살아온 인간은 생명체에 필요한 태양 빛을 받으면서 공기와 물을 통하여 인체에 가장 유익한 영향을 줍니다.

  빛에는 모든 생명체를 키우는 생육 광선이 존재하는데, 이 빛의 파장, 파동을 통하여 스스로 인체 내에서 모든 세포와 공진, 공명하며 에너지를 갖게 됩니다.

  이 에너지 파장 영역(4~14미크론)이 인체 온도의 파장 영역에 접근, 접목되었을 때 일어나는 현상이 바로 세포의 미토콘드리아 공진, 공명 현상입니다.

  이때 발생하는 온열 현상으로 인체의 골격과 모든 신체적 장기들의 적정 온도 유지와 균형을 맞추어 건강을 유지시킨다고 볼 수가 있습니다.

우주 만물과 현상을 보는 방법에는, 구조적 현상과 패턴적 현상 두 가지가 있습니다.

즉, **구조**(현상에서 드러난 것, 공간 구조, 서양적 사고 견해)와 **패턴**(역동적 배후, 시간 구조, 동양적 사고 견해)에 대한 생명 유기체의 구조인 '소산 구조'입니다.

구조는 분별되어 보이는 그 모습이고, 오늘날 서양 과학 사고 의식 발전의 원천이라고 할 수 있습니다.

생물이든 무생물이든 눈으로 구별되는 증상 형태의 모양(구성)을 가지고 있는 이것이 바로 구조입니다. 그러나 패턴인 생물(유기체) 구조는 기계의 정적인 고정된 구조와는 많이 다르며, 생물을 구성하고 있는 부분인 세포나, 단백질들이 항상 교체되면서 상·반합적 원리의 생성과 소멸 구조로 이루어지는 자연스러운 흐르는 구조라는 점입니다.

우리의 생명은 온열에 의한 이러한 유기체적 물질과 에너지의 계속적인 공급이 있어야만, 신체적 기능과 구조가 더욱 개선되고 건강한 상태를 유지할 수 있습니다.

체내에서 소용돌이를 이루는 물 분자는 온·열적인 상태에서 계속 교체되는 현상을 보이는데, 우리 몸의 세포나 조직, 분자에서 소립자까지 항상 교체되면서 육체라는 '소산 구조'를 구성, 유지하려고 합니다.

현대 의학(Allopathic Medicine)은 '소산 구조'라는 생명 구조의 특징에 대해 많은 치료법이 개발되었지만, 안타깝게도 아직도 수많은 만성적 난치성 질환(Incurable Diseases)을 해결하지 못하고 있는 것이 현실입니다.

그것은 전체적인 관점보다는 겉으로 나타나는 증상(Symptom), 즉 고장 난 부분만 고쳐서 전체의 기능을 회복한다는 요소·환원주의적 논리에 집착되어 해결하지 못하고 있는 것이 현실입니다. 그래서 그것은 현재 모든 현대 의학의 맹점인 증상 의학(Symptom Medicine)적 논리에 국한되어 머물러 있는 단계입니다.

독일의 철학자 데카르트의 "부분의 합은 전체이다."라는 철학적인 명제가 현재 현대 의학적· 과학적 사실 접근에 정확히 적용되는 말입니다.

그러나 생명(유기체)의 경우에는 과정, 목적이라는 전체가 그 목적을 실현하기 위해 부분을 만들고 통제하며, 그 부분(소산 구조) 사이에 기계처럼 역학 관계의 기능이 생기도록 작용합니다.

그러므로 생명이나 유기체에서, 전체는 부분의 합보다 항상 크게 작용합니다.

부분이 전체를 만드는 기계와는 반대로, 전체가 부분을 만들고, 역으로 전체는 부분에 의해 완성됩니다.

인간 생명이란 것이 부분이나 물리적 실체가 아니라, 전체성적이고 인지적, 과정적인 것임에서 볼 때, 현대 의학의 한계성에 직면하게 되고, 보다 나은 우주의 구성 방법에 합당한 새로운 생명 기능의 수행 과정을 통하여, 생명의 양면인 구조와 패턴 과정이 음양 구조로 서로 어우러져 음·양의 일치인 하나(Uno)로 나타나는 현상적 관계가 진정한 난치성 질환 치유의 근본적인 혁명을 이룰 수 있다고 봅니다.

통합 의학(Integrative Medicine)에서는 21세기 현재 수많은 만성, 난치성 질환을 해결하기 위한 질병 예방 치료 전략 방향에 우선적으로 초점을 맞추어 전인적 접근을 강조, 시도하는 새로운 의학적 패러다임으로서, 과학적으로 증명된 서양 의학적 사고의 진단과 치료에, 동양의 전통적 자연 의학과 전인 치료(몸, 마음, 영성의 심적 신경을 통한 내분비 활성의 면역학적 접근 치료)를 통한 근본적인 의학을 접목시키는 의학이라 볼 수 있습니다.

통합 의학의 필요성 및 당위성을 언급해 볼 때, 국내 통합 의학은 유럽 선진국처럼 아직 체계 정립이 미비하고, 국가 정책 지원도 시작 단계이기 때문에, 새로운 의학 분야로 인정하고 기술 개발을 위한 체계 정립과 정책 지원이 필요하다고 봅니다.

한국의 오랜 전통적·경험 의학인 한의학적 역량에서 **골기법적 온열, 온골 치료 요법은 병의 근원을 찾는다는 명제하에서 시작하여** 그동안 많은 난치성 질환의 임상 실험을 거쳐서 좋은 치료 결과들을 나타내어 이 치료법에 대한 이론적 근거를 제시하여, 병 치료에 대한 궁금증을 이해시키는 데 좋은 책을 편찬해 주신 문운석 선생님께 감사의 마음을 전합니다.

　아무쪼록 한국에서 개발된 온골 치료 요법을 통하여 통합 의학의 일환으로 세계적으로 보급 발전시킨다면, 급속화되는 고령화 사회에 급증하는 만성적 난치병 질환들의 원활한 치료 해결을 통한 하나의 방법으로서 좋은 치료법이라고 생각되며, 각 개인의 질병 고통에 대한 삶의 질 개선과 국가 경제적으로도 의료비 지출 경감을 줄일 수 있다고 볼 수 있습니다.

2023년 3월 3일

유럽에서

추천사 Ⅱ

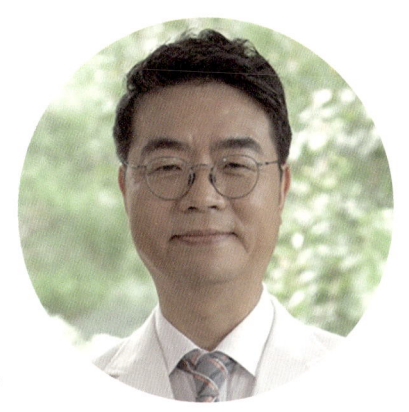

한의학 박사

선재광

면역력을 키우고 싶다면 뼈를 따뜻하게 하라

이번 코로나19 대유행으로 어떤 사람은 가볍게 넘어가는 분이 있고, 어떤 분은 고생을 많이 하고, 어떤 사람은 죽음에 이르는 분들도 있었습니다.

이런 차이는 왜 생기는 걸까요?

많은 이유가 있겠지만 핵심은 바로 면역력이 다르기 때문입니다.

외부의 바이러스가 인체에 침입했을 때 그것을 제압해서 회복하는 힘과 바이러스를 제압하지 못하는 힘은 면역력에 달려 있습니다.

면역력은 누구나 태어날 때부터 가지고 있지만, 그 면역력을 어떻게 관리했는가에 따라 면역력의 힘은 다릅니다.

면역력은 외부 온도와 인체의 체온의 영향이 크게 작용합니다.

면역력의 영향은 외부 온도와 나이에 따라 크게 달라집니다.

첫 번째, 면역력은 외부 온도가 많은 영향을 줍니다.

날씨가 추워지면 정상 체온의 관리가 힘들어지니 감기는 물론이고 비염이나 천식, 관절 통증, 저림 등의 증세로 병원을 찾는 환자가 부쩍 늘어납니다. 그뿐 아니라 협심증 등의 심혈관계 질환, 고혈압, 뇌졸중, 당뇨를 앓는 환자들도 증세가 더 악화됩니다. 이는 질병과 체온, 온도가 깊은 관계가 있다는 것을 보여 주는 예입니다.

두 번째, 면역력은 나이가 많은 영향을 줍니다.

젊은 사람보다 고령층에서 면역력 저하로 인한 질병이 많은데, 이 역시 체온과 관계가 있습니다. 젊은 사람들은 성인보다 체온이 1도가량 높으며, 나이가 들수록 체온이 저하됩니다. 연세가 들수록 대사 능력이 떨어져 그 과정에서 생산되는 열이 줄어들기 때문입니다.

우리 몸의 면역 체계는 정상 체온인 36.5℃ 이상에서 왕성하게 활동합니다.

심부 체온 37도 이상이 유지될 때 체내 신진대사가 순조롭게 작용하여 혈관이 확장되어 혈액 순환이 정상화되고, 혈액이 맑아져 질병에 맞서는 힘이 커집니다.

50년간 현대인들의 대부분의 체온은 35도 전후로 예전에 비하여 평균 체온은 1도 정도 낮아졌습니다. 체온이 무려 1도 이상이 떨어지니 면역력도 당연히 저하되어 현대인들은 다양한 질병으로 고통을 받고 있습니다.

체온이 상승하여 몸이 따뜻하면 혈액 순환이 잘 되어 혈액 내 노폐물이 쌓이지 않고, 혈액이 깨끗하면 필요 물질이 잘 공급되므로 각 기관이 제 기능을 발휘할 수 있으니 어떤 질병도 예방하고 치료가 가능합니다. 면역력과 혈액 순환과 체온, 이 셋은 밀접한 관계가 있습니다.

면역과 체온, 그리고 혈액 순환의 이러한 상관관계를 알고 있다면 가장 필요한 일이 몸을 따뜻하게 관리하는 것입니다.

문운석 선생의 《병이 들면 왜! 뼈를 보지 않는가?》라는 책은 체온이 상승하면 만병을 예방하고 치료가 가능하다는 책으로 전체적으로 공감이 가는 좋은 책입니다.

책의 특이점은, 뼈를 따뜻하게 해야 기혈의 생성이 원활하여 질병을 예방하고 치료하는 데 도움이 된다는 것입니다.

사실, 혈액 순환은 뼈가 건강해야 합니다. 뼈가 에너지와 혈액을 만드는 곳입니다. 뼈의 골수에서 혈액을 만들고 뼈의 강한 조직이 에너지를 만듭니다. 뼈가 차가워지면 뼛속이 차가워 기름이 굳어 피가 나오는 구멍을 막고 있어서 뚫어야 건강해진다는 주장은 일리가 있습니다. 뼈가 따뜻하면 기혈의 생성이 원활해지니 발과 몸이 쉽게 따뜻해질 수 있기 때문입니다.

온골도 중요하지만 찬물을 피하고, 에너지를 만드는 음식을 잘 챙겨 먹어야 한다는 내용도 현대인들이 너무 찬물을 많이 먹고 밥을 먹지 않으니 새겨들어야 하는 내용입니다.

　혈액 순환의 가장 근본 기초 요소가 공기, 물, 소금, 수맥, 뼈라고 본문에서 강조합니다. 기혈의 순환이 잘 되기 위해서는 공기, 즉 기의 순환이 잘 되고, 혈의 순환을 조절하는 물이 중요하고, 소금이 혈액의 순환에 중요한 역할을 하고, 수맥을 피해야 인체의 순환에 부담이 적으며, 뼈가 건강해야 기혈의 생성이 잘 되니 5가지 요소는 기혈 순환과 체온에 중요한 역할을 한다는 내용도 가슴에 와닿았습니다.

　특히 뼈를 따뜻하게 하는 온골요법은 기혈의 생성에 도움을 주어 면역력을 증가시켜 만병을 예방하고 치료하는 데 큰 도움을 주는 방법입니다. 온골요법에서 말하는 좋은 물과 좋은 소금을 먹고, 좋은 공기와 수맥을 피하면 혈액의 순환이 개선되어 체온이 상승하니 아주 좋은 방법이라고 생각합니다.

　《병이 들면 왜! 뼈를 보지 않는가?》 책이 많은 분들에게 소개되어 질병의 고통으로부터 벗어나서 건강한 삶을 사시는 데 도움이 되는 책이 되길 진심으로 기원합니다.

2023년 3월 13일

뼈가 따뜻해지면 발과 몸이 쉽게 따뜻해진다

― 무엇을 몰라서 힘든 것인가? ―

온골(溫骨)요법

뼈가 차가워져 막혀 가는 걸 몰라서!

그동안 사소한 건강 앞에서도 궁금하고 답답하고 막연했던 것들은 이것을 몰라 힘들었던 것이다.

◆ 선천적으로 태어날 때 타고난 발의 온도가 다 다르다는 것을 모르는 것만큼!!
   ▶ 인큐베이터 안의 아기들 발의 온도가 다 다르다.

◆ 건강과 관련된 한자의 부수로 고기 육(肉) 자 대신 약자로 날 일(日) 자가 아닌 달 월(月) 자로 표시해 놓은 것을 생각해 보지 않은 것만큼!!

月	=	肉	=	冂	+	仌
뼈 골(骨)		고기 육		멀 경		얼음 빙

   ▶ 뼈가 차가워져 막혀 가는 것을 모르는 것만큼!!
   ▶ 생로병사는 뼈가 차가워지면서 피를 만드는 곳이 점점 사라져 가는 것이다.
   ▶ 달 월(月) 자는 보이긴 보이는데 잘 안 보인다는 뜻

아픈 곳의 공통점이 피가 덜 가 "차다!"라는 것을 모르는 것만큼!!

건강 명언(健康 名言)

네덜란드

유럽 의학의 스승이라 불리는 **'헤르만 부르하버'**의 명언
"머리는 차갑게, 다리와 배는 따뜻하게 하라. 그러면 의사가 할 일이 없어지게 될 것이다." **- 두한족열(頭寒足熱)**

그리스

현대 의학의 아버지라 불리는 **'히포크라테스'**의 명언
"약으로 고칠 수 없는 병은 칼로 고칠 수 있으며, 칼로 고칠 수 없는 병은 불로 고칠 수 있고, 불로 고칠 수 없는 병은 불치의 병이라고 여겨야 한다."

대한민국

근본 온골 의과학 창시 완성한 **'문운석'**의 말
"피를 만드는 뼈를 따뜻하게 하라!" **- 온골(溫骨)**
"생로병사는 뼈가 차가워지면서 피를 만드는 곳이 점점 사라져 가는 것이다."

아무도 말하지 않아 국익 차원에서 대한민국이 세계 의료 관광국으로 우뚝 서고 나아가 국민 한 사람, 한 사람의 힘으로 100만 권이 퍼질 때 노벨 의학상을 타는 나라를 만들고자 함임을 양해 바라며….
 가족, 지인, 대한민국 국민의 건강을 위하여 국민이 주인공이 되어 함께해 주시면 충분히 가능합니다. - 온골!!

현실의 한계!!
아픈 곳의 공통점은 36.5℃보다 "차다" – 匕?

생로병사(生老病死-비수 비:匕)

病 = 疒 + 丙 = 一 + 內 = 冂 + 人
병 병 병들어 기댈 역 남녘 병   한 일   안 내   멀 경   사람 인

늙고 병들어 죽는 과정이 차가워(匕)진다는 것을 사람(人)이 알긴 아는데 정확히 잘 모른다(冂)는 뜻이 암시되어 있다.

그 무엇을 하든!
머리에서 발끝까지 125,000km의 마지막 차가운 곳(뼈, 모세 혈관, 아픈 곳)의 체온을 지금보다 따뜻하게 올리지 못하는 인간의 한계를 느껴 사소한 건강 앞에서도 답답하고 궁금하고 막연했던 것이다.

이것만 해결하면 되는데?
무엇을 정확히 몰라서?

기(氣-血氣-空氣), 뼈(骨), 수맥(水脈), 물(生命水), 소금(鹽-羊水).

어디든 아프면!!

◆ **체온! 이제 어디를 재야 하나? 아픈 곳**
   당뇨병→췌장, 소화→위, 설사→장, 간암→간

◆ **어디를 따뜻하게 해야 하나? 우리가 모르던 곳**
   체온(體溫)은 뼛속(囚)을 따뜻하게 하는 게 체(骨)온이라고 글자는 만들어져 있다.

온골(溫骨)요법 Ⅰ

1. 건강의 대명제

> 따뜻할수록 좋아지고↑, 차가울수록 나빠진다.↓

생로병사(生老病死)의 공통점: 점점 몸이 차가워지는 것
아픈 곳의 공통점: "차서!"
이것만 해결하면 되는 것이다.

36.5℃로 갈수록 암, 담석, 염증, 통증이 없다.

균, 바이러스, 염증, 통증은 36.5℃보다 차가울수록 심해진다.
125,000km의 마지막 차가운 곳(아픈 곳)의 체온을 지금보다 올리지 못하는 것이 현실이고 한계이기 때문이다.

왜? 뼈가 차가워져 막혀 가는 것만큼 몰라서!!!

溫骨 글자의 형상은 차가워져 가는 뼛속의 피를 따뜻하게 하는 게 '따뜻할 온' 자이고 뼛속의 피가 나오는 구멍이 뚫려 있는 것과 뼛속이 막혀 가고 있다는 것을 잘 모른다고 글자는 암시하고 있다.

온골(溫骨)요법은 어린아이부터 누구나 쉽게 알아듣고 판단할 수 있는 상식적인 말로 설명하고 부정하기 힘들고, 잠자면서 실천할 수 있는 근본적이고 구체적인 방법을 이야기한다.

첫째도, 둘째도, 단순하게, 쉽게 생각하라. 어린아이처럼!

온골(溫骨)요법 Ⅱ

2. 혈액 순환의 대명제

쉽게 생각하라!!
어린아이처럼!!
눈에 보이는 대로 단순하게!!

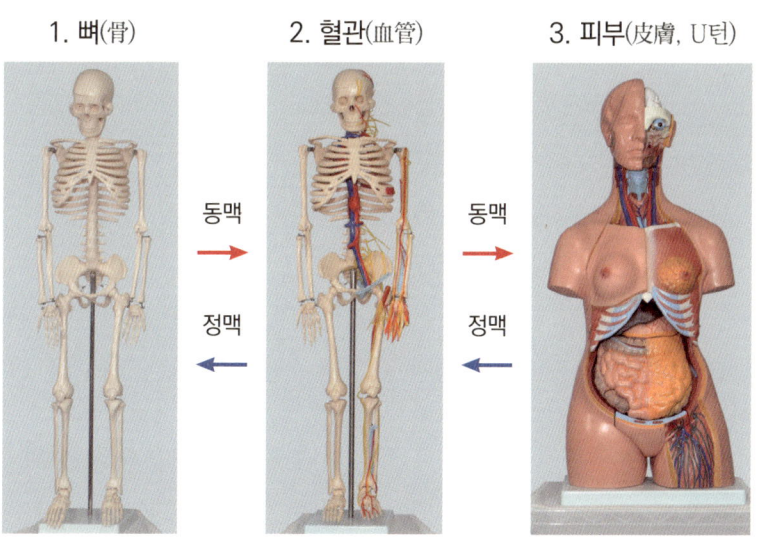

이게 다다! 한눈에 보이는데…. 막힌 곳만 뚫어 주면 된다.

원천적으로 뼈(骨)와 피부(皮膚)의 혈액(血液) 순환이 베일(月: 달 월)에 가려져(夜: 밤 야) 잘 모르고(冂: 멀 경) 있다고 암시하듯 한자는 만들어져 있다. 무엇을?

부분을 보지 말고 전체를 보면 쉽다.
건강에 좋다는 모든 것의 공통점이 '혈액 순환'이다.

자동차(혈액)와 도로(혈관)로 보면 쉽게 이해가 될 것이다.

혈액 순환은 뼈에서 피가 나와(骨) - 온몸의 혈관을 통해(五臟六腑) 마지막 피부에서 유턴(U)하는 것을 반복하는 것이다.
무엇으로 막혔는지 알고 막힌 것을 뚫어주기만 하면 된다.

아주 단순하다. 태어나서 아기였을 때는

① 뼈가 따뜻해 온몸에서 피를 잘 만들고, 피가 나오는 구멍의 기름이 굳지 않아 막히지 않아서 잘 나오고, ② 따뜻한 피가 나오니 혈관이 이완되어 피가 잘 돌고, ③ 피가 빠르게 잘 도니 마지막 피부도 따뜻해 유턴(U)이 잘 되어 혈액 순환이 잘 되는 것이다.

이게 다다. 얼마나 쉬운가? 이것만 해결해 주면 되는 것이다.
그런데 무엇을 몰라 생로병사 중 혈액 순환이 안 되는 것인가?

첫째로 뼈가 차가워지면서 나이만큼 평생 먹고 마신 음식 중의 기름인 요산, 칼슘, 지방, 단백질이 굳어 막혀 뼈가 삭아 가면서 원천적으로 피가 나오는 구멍을 막아 가고 있다는 것이다.

★이것이 당신이 모르는 뼈와 혈관의 현실이다.★

1. 뼈(骨): 뼈가 차서 기름이 굳어 뼈가 시커멓게 삭아 가는 모습

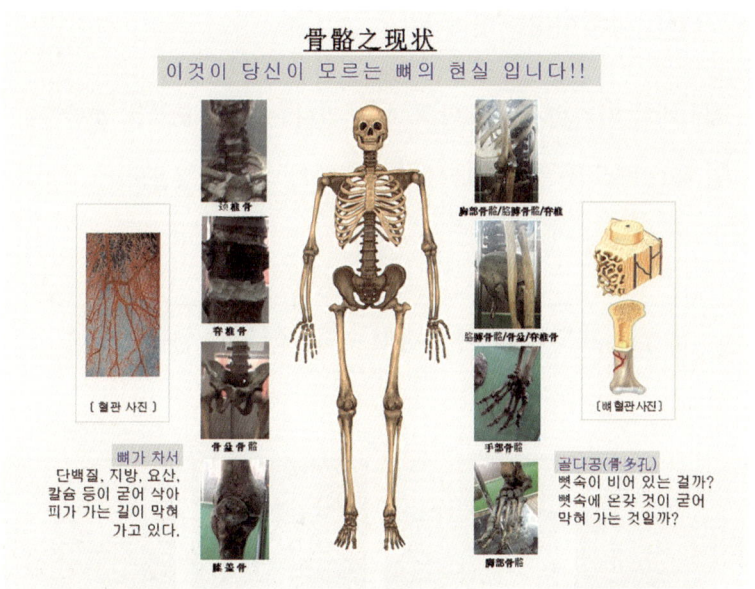

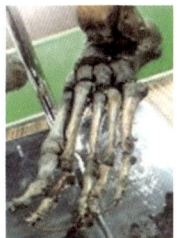
胸部骨骼

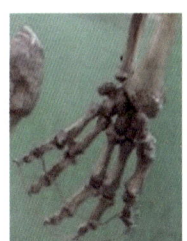
手部骨骼

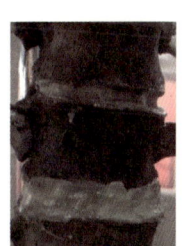
脊椎骨

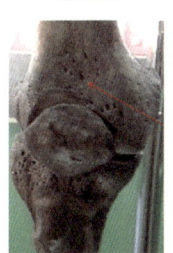
膝蓋骨

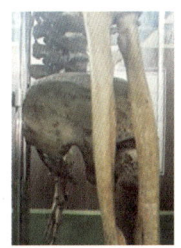
骼膊骨骼/骨盆/脊椎骨

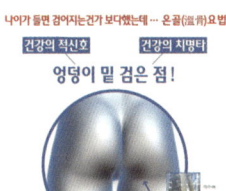

세상에 아무리 좋은 것이 있어도 죽은 사람한테는 소용이 없듯 발이 차 체온이 낮을수록 뭘 해도 효과를 보지 못하는 것이다.

오히려 과다한 단백질 섭취는 염증으로 유발되어 부작용을 겪어 본 사람은 쉽게 이해할 것이다.

왜? 뼈가 차가워지면서 막혀 가고 있다는 것을 모르는 것만큼!!
뭘 하든 체온을 올리고 나서 해야 효과가 좋다는 것을!!

2. 혈관(血管): 이것이 마지막 수축되어 가는 혈관의 모습

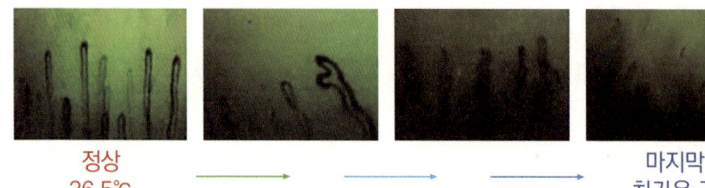

정상
36.5℃

마지막
차가운 곳

- 피가 나오는 구멍이 어디에 어떤 모양으로 있는지?
- 뼈가 차서 기름이 굳어 막혀 가고 있는 걸 알고 있었는지?
- 지금 뚫어 줘야 하는 건지? 더 막힌 다음 뚫어 줘야 하는 건지?

독자의 몫이다. 원천적으로 피가 나오는 뼛속이 막힌 만큼 혈관이 수축되어 가고 있다.

125,000km의 마지막 차가운 곳까지(뼈, 모세 혈관, 아픈 곳) 온몸의 체온을 24시간 쉬지 않고 36.5℃를 향해 상승 유지시켜 줄 수 있는 방법이 필요한 것이다.

왜? 기름은 36.5℃에서 굳지 않고 혈관이 수축되지 않기 때문이다.

생로병사(生老病死)는 뼈가 차서 피를 만드는 곳이 점점 사라지는 것이다.

온골(溫骨)요법 III

3. 혈액의 대명제

자동차의 기름, 식물의 거름과 물과 같은 것이 혈액(血液)이다. 그리고 혈액에서 가장 중요한 것은 두말할 필요 없이 공기(산소), 물, 소금(염)이다. 이게 근본적으로 좋아야 하는 것이다.

젊고 건강했을 때는 잘 모르던 것이 추위에 약하고, 발이 차고, 병이 들면 어느 순간부터 평상시 접하는 추운 곳(공기), 찬물, 소금 등이 불편함을 느끼기 시작한다.

나쁜 재료를 갖고 더 먹고 덜 먹고(소금)를 따지는 게 현실이다.
기준이 있어야 하는데 시대마다 말하는 사람마다 다 다르게 말하고 전문가가 아닌 비전문가들이 설명하고 판매한다.
전문가가 해야 할 일을…. 이게 넌센스다.

그런데 평상시 접하는 공기, 물, 소금이 생명이 탄생하는 양수(羊水)와 심장 혈액(血液)의 공통점인 온도, 염도, 항산화, 에너지(血氣)와 비교하면 같거나 비슷해야 하는데 정반대 쪽으로 성질이 다르다는 것이다.

이걸 바꿔 주지 않고 그냥 쓰면 되겠느냐는 것이다.
기름이 굳고 혈관이 수축되고 염증이 생기고 통증이 심할수록

36.5℃보다 온도가 낮고, 염도가 낮고, 항산화 수치가 나쁘고 에너지가 나쁘다는 게 공통점이다.
좋은 환경으로 바꿔 줘야 하는 것이다.

◆ **수맥**(水脈)

사람은 태어나서 죽을 때까지, 아니 죽어서도 24시간 쉬지 않고 피할 수 없는 것이 지구에서 사는 것이다.

그런데 지구의 땅속에는 수맥이 있고, 그 수맥이 건강에 나쁘다고 말하고 본인의 건강뿐만 아니라 후손에게까지 나쁘다고 말하는 사람들이 있다(수맥파가 좋은 에너지와 반대 파장-과학적 검증).

그것이 수천 년 전해 내려오는 풍수지리[風水地理, 수맥(水脈)]이다.
무엇이든 사기를 치려면 비슷한 말을 하고 친다.
전혀 관계없는 것을 갖고 말하지 않는다는 것이다.

그런데 그 수맥이 동네 골목길의 아스팔트가 갈라지고, 담벼락이 갈라지고, 아파트 주차장의 바닥이 갈라지고, 동식물이 잘 자라지 않는다고 말한다면?

그냥 내버려 둬야 하는가?

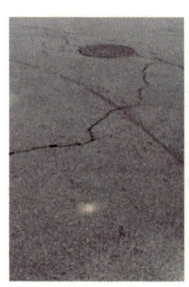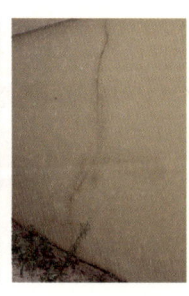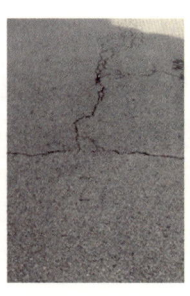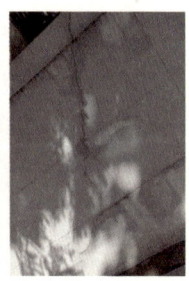

건물을 망치로 내려쳐도 쉽게 부서지지 않는다.
그런데 아주 작은 전선 하나가 합선이 되면 건물은 불이 나 무너져 내리기도 한다.

또, 수맥이나 전자파는 추위에 약하고 발이 찬 사람, 몸이 약한 사람, 아픈 사람들이 잘 느낀다고 말한다.
비가 오면 아무리 건강한 사람도 우산을 써야 하듯 인체에 영향을 미친다면 좋은 환경으로 바꿔 줘야 하는 것이다.
아플 때, 몸이 차가울 때, 얼마나 생각했느냐는 것이다.

상식적으로 판단하면!!

온골(溫骨)요법 Ⅳ

4. 식생활의 대명제

환경이 곧 건강이다!!

현대 문명과 첨단 의학을 받지 않는 마사이족이 세상에서 가장 키가 크고(180cm) 건강하게 오래 산다. 설명이 필요 없다.
그 무엇보다 이것이 건강의 첫 번째 기준이다.
그리고 생활 속에서 자연스럽게 실천하는 것이다.

마사이족의 식생활을 기준으로!!

- 첫째, 끼니를 굶지 마라!
- 둘째, 따뜻한 생활을 하라! - 날씨(에어컨 X: 공기, 호흡, 피부)
- 셋째, 실온이나 따뜻한 물을 마셔라! - 물(냉장고 X, 정수기 X)
- 넷째, 찬 음식을 피하라! - 기름이 굳을 수 있다!(냉장고 X)
- 다섯째, 필요한 만큼 움직여라! - 사냥 - '**열**(체온)'

위와 같이 현대 문명과 첨단 의학의 혜택을 받지 않아 생활 속에서 찬 공기, 찬물, 찬 음식을 접할 수 없어 몸이 따뜻해서 제 기능을 최대한 발휘할 수 있어 건강하게 오래 살 수 있는 환경이 만들어지는 것이다.

이 책을 읽기 전에 온골(溫骨)요법 Ⅰ, Ⅱ, Ⅲ, Ⅳ의 내용을 아무 생각 없이 단순하게 10번을 읽어 보라!! 따뜻한 몸이 차가워지는 과정을 한눈에 보면 치유 방법이 쉽게 보인다!!

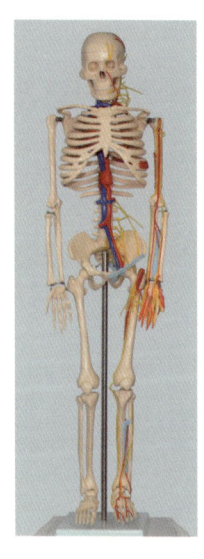

인체의 구조를 보면 눈: 2, 귀: 2, 콧구멍: 2, 입: 1, 요도: 1, 항문: 1개인 9개로 되어 있고 피부와 발: 2개로 되어 있다. 2개인 것은 많이 하고, 1개인 것은 적게 하는 것이 좋다는 의미로 태어나서 몸이 차가워지는 과정은 코로 숨 쉬고(공기: 空氣), 입으로 먹고 마셔(물: 生命水, 소금: 鹽, 영양분: 營養分), 요도와 항문으로 배출하고, 눈으로 보고, 귀로 듣고 피부(皮膚, 공기: 空氣)가 노출되어 발 2개로 움직이며 (열) 생로병사를 접한다.

마사이족은 찬 공기를 들이마시지 않고(에어컨 X, 공기: 空氣), 찬물과 찬 음식(냉장고 X, 정수기 X)을 먹을 수 없고 하루 종일 피부에 찬 공기를 접하지 않고(에어컨 X), 육식을 주식으로, 사냥으로 많이 걸어 몸에 '**열**'이 나는 생활을 하는 반면 문명이 발달한 현대인들은 위와 반대 생활을 하는 것이 다를 뿐이다.

　이것을 피할 수 없어 마시이족과는 달리 잘 먹고 잘살면서도 몸이 차가워져 이름 모를 병들을 접하는 것이다. 이것을 해소하기 위해 걷기, 헬스, 등산, 식품 등 모든 것이 여러 가지 이유로 필요한 만큼('열') 실천하기 힘들어 어려운 것이다. 이것을 생활 속에서 마사이족처럼 먹고 마시면서 잠자면서 핸드폰을 충전기로 충전하듯 쉽게 24시간 쉬지 않고 체온 올리는 것을 실천할 수 있는 환경을 만들어 주면 되는 것이다.

어디든 아프면!!!
건강해질 수 있는 방법이 얼마나 쉬워지는지
한눈에 들어올 것이다.
이게 다다. 아주 쉽지 않은가?

　끝으로 **허준의 《동의보감》에서 또 한 분의 스승인 '안광익'의 말을 새겨보면**, 허준이 스승 유기태로부터 쫓겨나 스승님의 친구인 안광익을 찾아가 제자로 받아 달라고 청하고 또 청했을 때 끝내 뿌리치지 못하고 "어디든 아프면 어떻게 하면 되겠느냐?"라는 질문에 허준은 좋다는 보약 처방, 침, 쑥뜸 등을 거침없이 답했다.

　이때 "이놈아, 너는 아직 멀었다."라는 대답이 돌아왔다.

　이유는 인체를 모르는 놈이 어떻게 사람을 고치느냐는 것이었다. 이 말은 자동차를 모르는 놈이 어찌 차를 잘 고칠 수 있느냐는 말과 같다.

이 말은 지금의 현실을 말해 주는 것 같다.

세상에 좋다는 것은 수없이 많은데 정작 우리는 피가 나오는 구멍이 뼈의 어디에 어떤 모양으로 있고, 그곳이 무엇으로 막혀 가고 있는지 항산화 식품은 지나가는 개도 알 정도인데 피의 항산화 수치를 모르고 있다. 생로병사는 그저 몸이 점점 차가워져 갈 뿐이다. 아픈 곳의 공통점 또한 피가 덜 가 차가워져 가는 것은 누구도 부정할 수 없는데….

예를 들면 당뇨병 환자가 췌장이 차가워져 간다는 말을 들어 본 적이 있는가?
차서! 작동이 덜 되고, 기능이 약해지고 인슐린 분비가 정상적으로 안 되는 것이다.

죽을 때까지 못 고치니 죽을 때까지 차가워져 가는 것이다.
췌장을 따뜻하게 할 수 있는 방법만 찾으면 된다.
그것은 24시간 쉬지 않고 머리에서 발끝까지 125,000km의 마지막 차가운 곳(췌장)까지 36.5℃를 향해 체온을 상승, 유지시킬 수 있어야 한다. **24시간 쉬지 않고!!**

새로운 생명을 살리는 방법을 찾으려면?
지금까지 동쪽으로 가서 찾으려 했는데 찾지 못했다면 이젠 반대 방향을 보라!! 그곳에 답이 있다. 그리고 그 원리는 누구나 알아들을 수 있고 부정할 수 없는 원리이어야 한다.

병과 건강의 상반된 글자의 암시된 한자

▶ 염증(炎: 불탈 염, 症: 증세 증)

  - 火: 불 화+火: 불 화, 疒: 병들어 기댈 녁(冫: 얼음 빙+广: 집 엄)

▶ 통증(痛: 아플 통, 症: 증세 증) - 冂: 멀 경, 冫: 얼음 빙

▶ 병(病: 병 병) - 冫: 얼음 빙, 一: 한 일, 人: 사람 인, 冂: 멀 경

아픈 곳의 공통점이 차가워진다는 것을 사람들이 잘 모른다고 암시하고 있다.: 냉(冷)

▶ 치유(治: 다스릴 치, 癒: 병 나을 유)

  - ｜: 뚫을 곤, 亅: 갈고리 궐, 刂: 선칼도방 도

▶ 치료(治: 다스릴 치, 療: 고칠 료) - 疌: 달릴 발, 日: 날 일

▶ 건강(建: 굳셀 건, 康: 편안할 강)

  - 水: 물 수, 隶: 미칠 이, 廴: 길게 걸을 인

건강을 회복하는 데는 입으로 먹는 물과 막힌 걸 뚫고 잘라서 수분(혈액)이 미칠 수 있게 하고 낮에는 걸어서 '열'을 발생하라는 듯 암시하고 있다.: 열(熱)

한자를 언제 만든 것인가?

지금과 같이 과학과 의학이 발달하지 않은 시대인데도 글자 속에 인체와 관련된 것을 담고 있고 그 '답'을 지금보다 더 명확히 암시하고 있다. 이걸 가장 잘 지키고 있는 사람들이 현대 문명과 첨단 의학이 미치지 않는 마사이족인 것이다.

한자를 누가 만들었는지 기(氣)가 막힐 뿐이다.

쉽게 또 쉽게 생각하십시오.
어린아이처럼!!
그러면 체온 올리는 것이 아주 쉬워지고
건강을 되찾는 것이 쉬워집니다.

- 온골(溫骨)

뼈가 따뜻해지면 발과 몸이 쉽게 따뜻해진다
— 무엇을 몰라서 힘든 것인가? —

01

지금까지 모르던 것을 알아야 한다

근본적인 것을 구체적으로 알아야!

안녕하세요. 반갑습니다.

뼈를 따뜻하게 하는 건강 이야기

오늘은 첫 번째 온골을 나누는 시간으로 '지금까지 모르던 것을 알아야 한다'라는 주제로 그동안 소소한 건강 앞에서도 막연하고, 답답하고 궁금했던 것들과 뭘 해도 체온을 올리는 게 힘든 것이 무엇을 몰라 어려웠던 것인지를 근본적이고 구체적으로 이야기를 나누고자 합니다.

온골(溫骨)요법은 어린아이에서부터 누구나 쉽게 알아들을 수 있고 생활 속에서 알 수 있는 것으로 상식적이고, 부정하기 힘들고 실천하기 쉬워야 한다는 것입니다.

그래도 온골(溫骨)요법을 보면서 궁금한 것은 꼭!
문의하셔서 알고 체온을 올려 건강을 되찾는 데 도움이 되시기 바랍니다.

체온을 올리기 힘든 이유

먼저, 뭘 해도 체온을 올리기 힘든 이유를 알면 왜 체온을 올리기가 힘든지를 알게 된다.

흔히 하는 말 중에 **"골골 80"**이란 말과 누군가에게 모든 약점을 다 잡혔을 때 **"발목 잡혔다."**라는 말을 한다.

"골골 80"이라는 말은 선천적으로 발이 차게 태어나 추위에 약한 분들이 거의(95% 이상) 대부분으로 80세까지 발을 따뜻하게 하는 게 힘들다는 것이고, **"발목 잡혔다."**라고 하는 것은 후천적으로 한번 발이 차가워지면 건강의 모든 약점을 다 잡혔다는 말로 발을 따뜻하게 하는 게 힘들다는 말이다. 죽을 때까지….

건강에 대해 세상에서 가장 어려운 것 중 하나가 발이 찬 것을 따뜻하게 하는 게 확률이 없다는 말이고, 발이 차면 온몸의 약점을 다 잡히니 온몸이 소리 없이 망가진다는 뜻이다.

그러나 죽고 사는 문제가 아니고 가족도 몰라 본인만 고통스러움을 느껴 힘든 것이다.

우리 몸은 하나의 '원'(○)으로 어디든 막히면 온몸의 순환이 느려지고, 어디든 뚫리면 온몸의 순환이 빨라지는 것이다. '발이 차면' 기름이 굳고 혈관이 수축되어 온몸의 순환을 막는 것이다.

왜 발이 차면 활력이 떨어지고 비실비실하는지?

나이가 들수록 힘을 못 쓰는 이유가 소리 없이 허리 밑, 발이 차가워져 피가 덜 가기 때문이다. 발이 따뜻한 사람들이 젊든, 나이가 많든 활력이 넘치는 이유이다.

이제 **"골골 80"**과 **"발목 잡혔다."**라는 뜻을 알겠습니까?

> **'열'**이 밑에서 위로 올라가고 위에서 밑으로 내려오지 않으려는 특성을 알면 발이 먼저 차가워지는 이유를 쉽게 이해하고 물구나무서는 게 좋다는 이유를 쉽게 이해할 것이다.

이제 선천적으로 발이 차게 태어난 사람과 후천적으로 차가워진 사람도 발을 따뜻하게 하는 게 왜 힘든지, 확률이 없는지를 이해했을 것이다.

피를 어디서 만들고, 피가 나오는 구멍이 어디에 어떻게 어떤 모양으로 있는지, 피가 나오는 구멍이 무엇으로 막혀 가고 있는지 알고 있는가?

서울에서 부산에 빨리 가려면 누구나 상식적으로 '경부고속도로'라고 말할 것이다. 그런데 경부고속도로가 어디에 있고, 입구와 출구가 어디에 있는지를 모르면 빨리 갈 수 없다는 것은 어린아이들도 아는데,

우리 몸의 피가 나오는 구멍이 어디에 있고 무엇으로 막혀 가고 있는지를 잘 모른다는 것이다. 넌센스다!

즉, 다시 말해 건강에 좋다는 것은, 수많은 것을 알고 있으면서 정작 몸을 모른다는 말이다.

자동차를 모르면서 차를 고친다는 격이다.

이게 바로 지금 우리의 현실이다.

허준의 스승 '안광익'의 말

"너는 아직 멀었다."

우리는 흔히 허준 스승을 유기태로 알고 있습니다. 맞습니다. 그러나 저는 또 다른 진짜 스승이 **'안광익'**이라고 생각합니다.

어느 날 허준이 스승 유기태로부터 쫓겨났을 때 스승 유기태의 친구 안광익을 찾아가 의술을 가르쳐 달라고 수십 번을 청하여도 거절하다 하도 의지가 강해 한 가지 질문을 합니다.

"어디든 아프면 어떻게 해야 하느냐?"라고 했더니 그동안 알고 배웠던 약재와 침과 뜸을 줄줄줄 거침없이 말했을 때 **"너는 아직 멀었다."**라고 말했다고 합니다.

이유는 "인체를 모르는 놈이 어떻게 인술을 펼치느냐?"라고 야단을 쳤다고 합니다. 지금의 현실을 말하듯이요.

안광익은 나라에서 운영하는 내의원에 있었던 유능한 한의사인데 다른 사람과 생각하는 바가 달라 내의원을 뛰쳐나와 산속에서 토끼 등 동물들을 잡아 해부하며 인체를 연구한 사람인데, 후에 허준한테

자신의 몸을 해부해서 많은 사람들을 치유하라고 스승 유기태가 몸을 맡긴 것은 드라마 속에서도 유명한 장면입니다.

인체를 알면 체온 올리는 것이 쉬워진다는 것입니다.
차가워져가는, 모르던 뼈를 알면!! - 온골(溫骨)!!

세상에서 이해하기 힘든 말들

'넌센스'

1. 서울에서 부산에 갈 때 수원이 막히면 못 가는 것은 누구나 알고 있는데 발이 차면 뼈, 엉덩이가 막혔다는 소리를 들어 봤는지?
   ① 뼈→심장→발(유턴U)→반복
   ② 뼈(骨)→심장(心臟)→오장육부(五臟六腑)→피부(皮膚)→유턴(U)→반복

2. 나이만큼 오래된 고목나무 껍질을 보면 두껍게 말라 물기가 없는 것은 알면서 피가 유턴하는 피부가 막혀 있다는 것을 중요하게 생각해 봤는지? **찬물로 샤워하면 숨이 차는 건 아는데….**

3. 항산화 식품에 대해서는 잘 아는데 심장의 피의 항산화 수치를 알고 있었는지? **본질을 모르고 있다면….**

4. 생명을 유지하는 데 가장 중요하고 피할 수 없는 평상시 접하는 공기, 물, 소금, 수액의 기준이 애매모호하고 생명이 탄생하는 양수(소금물)와 심장의 혈액(소금물)과 비교하면 같거나 비슷해

야 하는데 반대쪽으로 성질[온도, 염도, 항산화, 에너지(血氣)]이 다르다는 걸 알고 있었는지? **그냥 사용해야 하는지…**.

5. 자동차를 만든 사람이 와야 차를 잘 고치듯이 사람이 고장 나면 누가 와야 되는지? 사람을 누가 무엇으로 만들었는지 생각은 해보았는지? 말은 부정할 수 없이 맞는 말인데…. **처음 들어 황당하고 생소할 뿐이다.**

6. 차를 잘 고치는 사람이 차를 잘 고쳐 쓰는 것은 누구나 아는 상식인데 건강을 다루는 전문가의 평균 수명이 짧다는 것이 이해가 되는지? 술, 담배 등을 안 하면 30년은 더 살아야 하는 게 상식인데… 무엇을 몰라서?

7. 중풍 등 병으로 다리를 질질 끌고 지팡이를 짚고 다니면서도 하루에 소주 1~2병을 마시고도 다음 날 멀쩡한 이유를 알고 있는지? 그게 발이 따뜻한 사람들이라는 걸 알고 있었는지? 병이 없는 20대 젊은이가 마시면 죽을 수도 있는데….

8. 건강에 좋다는 생활만 하고 아무 병이 없다고 생각하는 젊은 사람이 술을 조금만 마셔도 왜 토하고 맥을 못 추는지 알고 있는지? **그게 선천적으로 발이 찬 사람이라는 걸 생각해 봤는지?**

9. 90세가 넘어 죽음에 가까울수록 엉덩이 밑이 시꺼멓게 까매지는데 그곳이 평생 먹고 마신 음식의 기름이 굳어 온몸의 피가 가는 길을 막고 있다는 것을 알고 있었는지? **그게 골다공증이라면…**.

10. 60세 이전에 골다공증에 걸린 사람들이 건강에 좋다는 생활만 하는 사람들 중에서 거의 대부분이라는(95%) 것이 이해가 되는지? 그렇다. 위의 내용을 모르는 것만큼 체온을 올리는 것이 힘들었다는 것을 쉽게 이해할 것이다. **골다공증은 뼛속이 비어 가는 게 아니라 꽉 막혀 간다는 것을**….

11. 집을 지으려면 서까래, 기둥, 흙, 짚, 대들보가 모두 있어야 된다는 것은 누구나 알고 있다. 그런데 **우리 몸의 체온이 유지되는 가장 기본적인 것이 공기, 물, 소금, 수맥, 뼈라는 것을 얼마나 알고 있었고 체온을 올리는 데 이 중 몇 가지를 실천하고 있는지? 아마도 서까래만 갖고 집을 지을 수 있다고 생각했는지?**

12. 세상에 아무리 좋은 것이 있어도 95세를 전후해서 생로병사(生老病死)를 맞이한다. 이제는 95세, 100세를 뛰어넘을 수 있는 원리와 논리를 발견해야 한다. 그리고 첫째도, 둘째도 누구나 알 수 있고 쉬워야 한다. 이것을 알면 앞으로 근본적이고, 구체적으로 체온을 올리는 게 쉬워진다.

이것을 모르는 것만큼 건강을 되찾는 것이 힘들었던 것입니다.

足·酒 체질 구별법

선천적으로 태어날 때 발의 온도와(차냐? 따뜻하냐?)
토하지 않는 술의 주량만 알면!!(소주 2병, 2홉 기준↑↓ 중간)

전 세계 모든 사람들이 똑같은 환경에서 식생활, 성격, 식욕, 성욕 등 걸리는 병들이(예: 감기) 다 다르게 나타나는 원인과 이유, 해결 방법을 누구나 쉽게 수학 문제 풀 듯 알 수 있는 체질 구별법.

이것을 몰라 그동안 건강에 대해 말할 때 막연했던 것입니다.

※ 다음 페이지가 거듭될수록 뼈를 따뜻하게 하면 발과 몸의 체온을 올리는 것이 쉬워진다는 것을 알게 될 것입니다.

건강의 대명제!!

> **따뜻할수록 좋아지고↑, 차가울수록 나빠진다.↓**

생로병사의 공통점: 점점 몸이 차가워지는 것

구체적으로 아픈 곳의 공통점: 차서!!

쉽게 생각하십시오!! 단순하게 생각하십시오!!

쉽게 따뜻하게 할 수 있는 방법만 찾으면 되는 것입니다.

☞ **다음 2번째 온골 이야기**

'사람을 누가? 무엇으로 만들었나?'를 알면 체온을 올리는 게 쉬워진다는 것을 알게 됩니다.

뼈가 따뜻해지면 발과 몸이 쉽게 따뜻해진다
— 무엇을 몰라서 힘든 것인가? —

02

사람을 누가?
무엇으로 만들었나?

이젠 근본적으로, 구체적으로 알아야 한다
인간의 한계를 한자 속에서 암시하고 있다

안녕하세요.
오늘도 즐거운 시간을 보내고 계시지요!!

첫 번째 시간에 '지금까지 모르던 것을 알아야 한다.'라고 했습니다. 이제 **근본적으로 구체적으로 알면** 지금까지 막연하고 궁금하고 답답했던 것들이 풀어져 체온을 올리는 것이 쉬워진다는 것을 알게 됩니다.

한자의 글자가 만들어진 형상을 보면 세상은 건강의 근본적이고 구체적인 것을 알기 힘들다고 암시하고 있습니다!!

사람을 누가, 무엇으로 만들었나?

자동차가 고장 나면, 피아노나 자전거를 만든 사람이 와야 되느냐고 물으면 **유치원 아이도 차를 만든 사람이 와야 된다고 확신에 찬 소리로 말합니다.** 그럼 사람이 고장이 나면 누가 와야 하느냐고 물으면 초등학교 아이부터 똑똑할수록 잠시 고민하다 의사가 와야 한다고 말합니다. 의사가 사람을 만들었느냐고 하면 말문이 막힙니다.

그런데 세상에서 배운 게 없는 유치원 아이는 이 질문을 듣는 순간 바로 사람을 만든 사람이 와야 한다고 말합니다. 왜? 존칭어를 몰라서 그렇습니다. 어른들만 틀린 말을 합니다. 똑똑할수록, 세상의 것을 많이 배운 사람일수록….

그러나 상식적으로 근본적으로 부정하기 힘든 맞는 질문인데 처음 듣는 소리일 뿐입니다. 그렇습니다. 궁극적으로 맞는 질문인데 말해 주는 사람도 질문한 사람도 없어 생각지 못했던 것으로 황당할 뿐입니다.

이렇게 가장 근본적이고 구체적이고 부정하기 힘든 답을 유치원 아이가 대답하는데 똑똑하고 나이가 많을수록 몰랐다는 것입니다. 이게 바로 넌센스인 것입니다!!

천(天), 지(地), 인(人, 仁)

**우주의 생성 원리를 알면
사람을 누가 무엇으로 만들었는지를 알게 된다.**

천, 지, 인. 무심코 흔히 쓰는 말이다.

쉽게 생각하십시오. 단순하게 생각하십시오. 어린아이처럼!!

지금까지 몰랐다면…. 우연의 일치치고는 잘도 갖다 맞춘다고 할 것이다. 궁극적인 체온을 올리는 것이 말속에 글자 속에 암시하고 있다는 것을 생각하면 쉽다. 지금부터 한자를 눈에 보이는 대로 풀어 보도록 하겠다. 글자를 만든 분은 이렇게 누구나 알 수 있게 사람들에게 알려 주는데 세상적으로 똑똑한 사람들이 모르고 있다고 생각한다.

・천(天): 오운육기(五運六氣)

글자의 모양을 보면 두 이(二)와 사람 인(人) 자가 합쳐서 만들어진 글자이다. 하늘 천(天) 자는 두 이(二) 자로 하늘(-)과 땅(_)을 사람(人)이 연결한다(기댄다)로 되어 있고 하늘보다는 밑, 땅보다는 위와 밑 (매장, 산소)으로 있는 모습으로 만들어져 있다.

- **지(地) : 오대양 육대주(五大洋 六大洲)**

   흙 토(土) 자와 잇기 야(也) 자로 되어 무엇인가 땅과 잇는다로 만들어져 있다. 흙 토(土) 자는 하늘(+)과 땅(-)이 합쳐진 글자의 형상이다.

- **인(人, 仁) : 오장육부(五臟六腑)**

   사람 인(人) 자는 무엇인가 서로 지탱(하나가)해야 되고 어질 인(仁) 자는 사람 인(人) 변에 두 이(二) 자로 하늘(-)과 땅을(_) 잇거나 연결하는 사람을 어진 사람이라고 만들어져 있다. 이게 우주의 논리이고 글자의 모습이다.

   이를 뒷받침하는 것이 우주를 **오운육기**(五運六氣)라 말하고 땅을 **오대양 육대주**(五大洋 六大州)라 말하고 사람을 **오장육부**(五臟六腑)라 말하는 것을 보면 천, 지, 인이 하나라는 것을 읽을 수 있다. **만든 분이 같기 때문이다.**

   위의 글자를 보면 우주와 땅과 인간의 공통점이 5와 6인데 우주는 6개의 기(氣)가 5개로 움직(運)이면서 이루어지고 땅은 6개의 고을(六大洲)이 5개의 바다(五大洋)로 구분되고, 인간은 6개의 부:腑(담, 위, 대장, 소장, 방광, 삼초)의 내장 기관으로 5개의 장:臟(간장, 심장, 비장. 폐장, 신장)으로 움직인다는 뜻으로 쓰였다는 것을 볼 수 있다.

   부정할 수 없는 말인데 평상시 얼마나 생각해 보았느냐는 것이다.

혈기(血氣)

앞서 보듯 天. 地. 人(仁)을 보면
우주의 생성 원리가 같다는 것을 우주(二)
= 소우주(人)로 쉽게 알 수 있을 것이다.

우주를 모르는 것만큼 인체를 모르고, 인체를 모르는 것만큼 우주를 모르고, 인체를 모르는 것만큼 사람을 누가 무엇으로 만들었는지를 모르는 것이다.

그런데 오장육부(五臟六腑)의 장(臟)과 부(腑)의 한자를 보면 달 월(月) 자가 따라붙는다[달 월(月) 자는 어둡다, 베일에 가려져 있다, 안 보인다는 뜻을 갖고 있다].

눈으로 보이는 글자를 그대로 보면 5장 6부가 베일에 가려져 있다는 것이다. 6부의 줄 부(腑) 자를 보면 줄 부는(주다, 맡기다, 부탁한다, 의지하다의 뜻으로) 마디 촌(寸) 자와 사람 인(人) 자와 집 엄(广) 자가 합해서 만들어진 것을 모르고, 오장의 오장 장(臟) 자는 감출 장(藏) 자 속에 초두머리 초(艹) 자와 착할 장(臧) 자로 그 속에 신하 신(臣) 자가 있어 글자 그대로 보면 신하처럼 중요한 것을 처음부터 초두에 감추어 놓았다고 풀이된다. 기가 막힌 글자이다.

그래서 오장육부가 어려운 것이다.

말인즉슨 오장육부(五臟六腑)는 그 만들어진 과정을 처음부터 비밀로 감추어 놓았다고 글자 그대로 형상으로 만들어져 있다.

오장육부를 겉만 알지 근본적으로 모른다는 것이다.

어렸을 때부터 소화가 안 되는 아이가 평생 소화가 안 되는 것을 보면 쉽게 이해될 것이다.

선천적으로 발이 차서 그렇다는 것만 알면 쉬워지는 것인데….

발만 따뜻하게 할 수 있으면 된다.

또, 이는 오장육부 안에 우리 몸의 생명을 좌우하는 혈액을 모른다는 뜻이기도 하다. 우리는 흔히 말하기를 혈액(血液)이라 하고 활력이 넘치는 건강한 사람을 혈기(血氣) 왕성하다고 한다. 혈액의 진 액(液) 자를 보면 그 속에 밤 야(夜) 자가 돼지해머리 두(亠)와 더위잡을 반(𠂇)과 점 주(丶) 자로 이루어졌는데 그 글자를 풀어 보면 불똥(丶)으로 높은 곳에 오르려면 무엇을 끌어 잡는다로, 돼지머리와 같은 불과 밤으로 표현되어 이 또한 어둠 속을 비유한 듯한 베일에 가려진 물(氵)이라는 글자로 보이고, 피 혈(血) 자는 그릇 명(皿) 자로 인체에서는 몸을 뜻하고 그 속에 그물 망(罒) 자로 그물 속에서 작은 점(丶)으로 나오는 게 피라는 글자의 모양으로 만들어져 있다.

기운 기(氣) 자는 기운 기(气)자와 쌀 미(米) 자의 합성어로 밥(쌀)을 먹어야 기운이 생긴다는 글자로 혈(血)이 곧 기(氣)라는 말이 된다.

위에서 말한 모든 글자가 天, 地, 人과 五臟六腑와 血液과 血氣가 모두 생명에 가장 중요한 글자인데 전부 비유로 쓰듯 베일(月: 달 월, 夜: 밤 야)에 가려져 있는 듯, 세상 사람들이 무엇인가, 잘 모른다고 암시하듯 만들어져 있다.

그리고 우리는 생활 속에서 혈기(血氣), 사기(土氣), 사기(邪氣), 시기(時氣), 패기(覇氣) 등 모두 기운 기(氣) 자를 사용하고 있다.

혈기(血氣)라는 글자는 쓰면서도 혈기가 어떤 에너지라는 것을 필자는 과학적으로 설명을 들은 적이 없고 이런 말을 하면 오히려 이상한 소리를 하는 사람이라고 몰아친다.

과학자가 먼저 밝혀야 할 부분이다.

아니면 혈기(血氣)라는 말을 쓰지 말든가!!

집을 지으려면 설계도가 필요하듯 우주와 인체를 만든 설계도가 어딘가에는 있다고 생각해 본 적은 있는가? 생각해야 할 때다!

공기(空氣)

　기(氣) 자 앞에 수식어가 붙는 공기(空氣)를 보면 생명을 유지하는 데 가장 중요한 것인데 빌 공(空) 자를 풀어 보면 구멍 혈(穴) 자와 장인 공(工) 자의 조합으로 만들어져 있다.
　이것을 두 가지로 보이는 대로 풀면 하나는 한글 지식으로 평상시 알고 있는 것은 생명을 유지하기 위해 숨 쉬는 것을 공기라고 하는데 구멍 혈(穴) 자와 장인 공(工) 자로 이상한 글자의 조합이다.

　그런데 필자가 푸는 방법으로 보면 하늘 아래(宀), 사방팔방(八)으로 위에서부터 아래까지 꽉 찬 게(工) 공기(空氣)라고 풀어진다는 것이다.
　이게 신기한 것이다. 또한 구멍 혈(穴) 자와 장인 공(工, 氣) 자를 풀면 피를 움직이는 구멍의 기능을 갖고 있는 기(氣)가 공기(空氣)라고 풀어진다. 그래서 죽을 때 마지막으로 중요한 것이 공기(空氣)이기 때문에 '산소 호흡기를 떼면 바로 죽는 거구나.' 하는 생각이 든다.

　그러나 건강을 생각할 때 평상시 중요성은 알아도 아프면 아플수록 멀어져 가는 게 공기(空氣)이다.

공기(空氣)라 함은 공기 곧 기(氣)라는 말인데(空=氣) 여기서 혈기를 생각하면 혈이 곧 기가 되어(血=氣)

머리에서 발끝까지 인체가 기(氣)로 이루어져 있어 건강을 되찾는 가장 중요한 것이 공기(空氣)이고 기(氣)라는 것을 알 수 있다.

정리하면, 우주가 오운육기(五運六氣)로 되어 있으니, 인체의 오장육부(五臟六腑)가 기(氣)로 이루어진 것이 베일에 가려져(달 월: 月) 있다는 것이 풀릴 것이다.

사람을 누가 무엇으로 만들었는지를 알면 건강을 되찾고 생명을 살리는 길이 수학 문제 풀 듯 쉽게 풀어지는 것이다.

핸드폰을 배터리로 만들어서 전기로 충전하듯 사람이 무엇으로 만들었는지를 알면 **– 핸드폰 충전기처럼** 체온 올리는 것이 쉬워지는 것이다. **血氣!!**

태어나서 죽을 때까지, 생로병사(生老病死)

소화(消化), 근육(筋肉), 부종(浮腫)

태어나서 죽을 때까지를 **생로병사**(生老病死)라 한다.
따뜻하게 태어나서 점점 차가워져 가는 것이다.
기로 만들어진 난사(卵子)와 정자(精子)가 엄마의 배 속 양수(羊水: 소금물)에서 만나 10개월 만에 태어나 제일 먼저 숨을 쉬고(공기: 空氣), 엄마의 젖을 빨고(소금물+영양분), 영양분을 섭취하면서 성인으로 성장하여 병들고(病), 죽음(死)에 이른다.

· 소화(消化)

생로병사의 과정에서 제일 먼저 하는 것이 살기 위해 먹는 것으로 소화(消化)가 잘돼야 되는데 소화의 소 자를 보면, 사라질 소(消) 자로 달 월(月) 자와 작을 소(小) 자로 합성되어 있다. 이를 글자 그대로 풀어 보면 아주 작은(小) 것이 베일에(月) 가려져 있는데 그게 물(氵)이라고 풀어지고 있다. 그리고 화 자의 될 화(化) 자를 보면 사람 인(亻) 변에 비수 비(匕) 자로 사람에게 비수가 될 수 있다는 뜻을 암시하고 있다. 즉, 다시 말하면 그게 물(氵)이 될 수도 있는데 베일(月)에 가려져 있다고 풀어진다는 것이다.

왜? 혈관을 수축시키고 혈액을 응고시키고, 단백질을 응고시키니까? 현대 문명 혜택의 결과가 아닐까? **- 차가운 물(水)**

책 쓰면서 처음으로 웃어 본다.
신에게 감사드릴 뿐이다.

· 근육(筋肉)

다음으로는 살아가면서 병이 드는데 온몸은 근육으로 이루어져 있고 그 근육에서 염증과 통증이 나타난다.

근육의 힘줄 근(筋) 자를 보면 대죽 죽(竹) 자와 갈빗대 륵(肋) 자로 되어 있고 대죽 죽 (竹) 자는 망치 마(个)와 망치 마(个) 자로 되어 있고 갈빗대 륵(肋) 자는 달 월(月) 자와 힘 력(力)로 되어 있다.

이를 풀어 보면 힘(力)은 망치처럼 단단함 속에 있는데 그것이 베일(月)에 가려져 있다고 되어 있다.

> 그리고 근육의 고기 육(肉) 자를 보면 멀 경(冂) 자와 얼음 빙(仌) 자로 합성되어 있다. 참으로 기가 막힌다.
> 근육(筋肉)이 차가워져 가는 게 보이지 않는다는 뜻으로 베일에 가려져 있다고 풀어진다는 것이다.

근육은 차가워질수록 굳어지고, 염증, 통증이 심해진다.

각자 독자님들이 생각해 보십시오!!

· **부종**(浮腫)

끝으로 몸이 많이 지치고 약해지고 죽음에 이를수록 순환이 안 되어 배가 부어오르거나 발목 등 온몸이 붓기도 하는 것을 부종이라고 한다. 이는 몸의 어딘가 극도로 순환되고 있지 않을 때 나타난다. 부종의 뜰 부(浮) 자를 보면 물 수(氵) 변에 미쁠 부(孚: 믿음) 자의 합성어로 되어 있고 아들 자(子) 자와 손톱 조(爫) 자로 되어 있다. 그리고 부종의 종기 종(腫) 자를 보면 달 월(月) 자와 무거울 중(重) 자의 합성어로 되어 있고 무거운 중(重) 자를 보면 가래 삽(臿) 자와 두 이(二) 자로 되어 있다.

부종(浮腫)!!

독자 여러분이 설명한 대로 풀어 보십시오. 어떻게 풀어야 할까요?
종기 종(腫)자를 먼저 풀면 가래로 뜨듯 살과 살이 두 개로 나누어져 물이 차서 무거워진다는 것으로 풀리는데 여기에도 베일에 가려져 있는 듯한 달 월(月) 자가 또 쓰여 있습니다.

뜰 부(浮) 자의 아들 자(子)는 평소 믿음으로 쓰이는데 그렇다면 손톱만큼도 의심하지 않고 믿는 물(氵)이 베일 속에 가려져 있다고 풀립니다. 이는 사람을 만든 분만이 알 수 있지 않을까요? 무슨 물일까요? 물, 즉 피가 차가워져 가고 있다고….

위에서 보듯, 앞서 설명한 것에서 보듯, 생명에 가장 중요한 것들의 한자를 보면 모두 베일에 가려져 있는 듯한 달 월(月) 자가 따라붙는다는 것입니다. 그리고 생명을 유지하는 데 가장 중요한 1. 공기(空氣), 2. 물(生命水), 3. 소금(鹽), 4. 수맥(水脈), 5. 뼈(骨)의 수식어와 한자가 모두 중요함을 암시하는데 기준이 애매모호하고 뚜렷함이 없습니다. 모든 건강 정보에서 보듯 균은 자세하게 설명되어 있는데 생명의 치명타를 날리는 바이러스가 애매모호하게 설명되어 있듯이 말입니다. 한자는 글자 속에서 새로운 생명을 살리는 근본적인 방법이 베일 속에 숨어 있는 것을 풀 수 있다는 것을 암시하고 있는 듯싶습니다.

한자를 누가 만들었을까요?
아마도 사람을 만든 분이 만들었지 않으면 어떻게 이렇게 만들 수 있을까요? 생각해 봅니다. 궁금합니다!!

체온(體溫), 온골(溫骨)!

인체의 결정체가 36.5℃이다.

즉, 사람을 만들고 그 결과가 36.5℃라는 것이다.

그렇다면 사람을 살리는 것 또한 36.5℃라는 것이다.

36.5℃를 연관 지어 풀어 보면

365일에 점(.) 하나를 찍은 게 체온 36.5℃이고, 균의 배양 온도가 36.5℃이고, 발효의 최적 온도가 36.5℃이고, 우리 몸을 지키는 백혈구의 최적 활동 온도가 36.5℃로 같다는 것이다.

365=36.5℃=체온=균 배양 온도=발효 최적 온도=백혈구 최적 활동 온도가 같고, 36.5℃인 심장에 암이 없고 인체에서 가장 따뜻한 심장, 비장, 소장에 담석이 없는 이유이다.

그리고 중요한 것은 36.5℃의 남과 여가 만나면(73) 건강을 되살리는 것이 아닌 양수(羊水: 소금물)에서 생명을 탄생시킨다.

이게 체온(體溫)이고 36.5℃이다.

체온(體溫)의 따뜻할 온(溫) 자는 우리 몸(皿: 그릇 명)의 사방으로 막힌(口) 곳 안의 사람(人)의 물(氵: 피)을 따뜻하게 하는 것이 따뜻할 온

(溫) 자이고 몸 체(體) 자는 뼈 골(骨) 자와 풍년 풍(豊) 자의 합성어로 뼈가 풍년이 들어야 몸이 좋다는 것인데 이는 뼈가 따뜻해질수록 건강이 좋아진다는 뜻으로 풀이된다. 그런데, 뼈 골(骨) 자를 보면 어두운 달밤(月)에, 덮어 놓고(뚫을 곤(丨)+한 일(一)+멀 경(冂) 또 덮어 놓은(멀 경: 冂) 형상으로 감추어져 보이지 않아 뼈가 차가워져 가는데 베일에 가려져(月: 달 월: 肉:고기 육=冂: 멀 경+仌: 얼음 빙) 있다는 형상으로 글자가 만들어져 있다.

그런데 무엇이 베일에 가려져 있다는 것인지를 알아야 체온을 올리는 것이 쉬워지는데 뼛속에서 피가 나오는 구멍이 뼈가 차서 기름이 굳어 막혀 피가 나오는 구멍을 막고 있다는 것을 모르고 있다는 것이다. 그리고 그 체온을 올리는 가장 근본적인 기초 단위가 기(氣)라는 것을 생각해 보았느냐는 것이다. - 血氣!!가 베일에 가려져 있는 것이다.

세상의 모든 물체는 고유의 온도(1. 공기, 2. 물, 3. 소금, 4. 수맥, 5. 뼈)가 있다. 그 고유의 온도가 변하면(↑↓) 파괴되거나 변하는 것이다.

인체도 마찬가지이다.

체온 36.5℃!!
어디든 고유의 온도가 변할 때 36.5 ↑ ↓
건강이 나빠지는 것이다.

☞ **다음 3번째 온골 이야기**

'생로병사(生老病死)의 공통점이 점점 차가워지는 것'이란 걸 알면 체온을 올리는 게 쉬워진다는 것을 알게 됩니다.

뼈가 따뜻해지면 발과 몸이 쉽게 따뜻해진다

― 무엇을 몰라서 힘든 것인가? ―

03

건강의 모든 것!
- 생로병사(生老病死)

부분을 보지 말고 전체를 보면 훤히 보인다

안녕하세요.

시작이 반이라고 벌써 온골 세 번째 시간입니다.

앞서 두 번에 걸쳐 '지금까지 모르던 것을 알아야 한다'와 '사람을 누가? 무엇으로 만들었나?'를 통해 근본적이고도 구체적으로 생각할 시간을 가져 보았습니다.

이 시간에는 따뜻하게 태어나서 늙고 병들어 차갑게 죽어가는 전 세계 모든 사람들의 공통점인 생로병사(生老病死)의 과정을 통해 건강의 모든 것을 알 수 있는 근본적인 원인과 이유, 그리고 그 해결 방법이 무엇을 하든!! 체온을 쉽게 올려야 한다는 것을 알아보는 시간을 가져 보겠습니다.

건강의 모든 것
- 생로병사의 공통점!!

그저 몸이 점점 차가워져 갈 뿐이다.

어린아이처럼!
쉽고 또 쉽게 단순하게 눈에 보이는 대로 생각하십시오.
그래야 근본적인 원인과 이유, 해결 방법을 알고 쉽게 체온을 올려 건강을 되찾는 데 빠르게 도움을 받습니다.

생로병사(生老病死)는 따뜻하게 태어나서(生), 차가워질수록 노화가 오고(老), 차가워질수록 병이 오고(病), 다 차가워지면 죽는다는(死) 단순한 것이다. 차서!!

생로병사를 한자로 풀어 보면!!

날 생(生) 자는 미상(丿) 자와 흙 토(土) 자의 조화로 하늘(+)과 땅(-) 사이에서 태어나고, **늙을 로**(老) 자는 늙을로엄 로(耂) 자와 비수 비(匕) 자의 조화로 하늘(+)과 땅(-) 사이에 무언(丿: 삐칠 별)가 비수(匕)로 와서 늙고, **병 병**(病) 자는 병들어 기댈 녁(疒) 자와 남녘 병(丙) 자의 조화로 하늘(-) 아래 병(疒)이 드는 원인을 사람(人)들이 정확히 모른(冂: 멀 경)

다는 것처럼 만들어져 있고, **죽을 사(死)** 자는 살 바를 뼈 알(歹) 자와 비수 비(匕) 자의 조화로 하늘(-) 아래 인생의 끝부분(夕: 저녁 석)에 무언가 비수(匕)가 되어 생을 마감한다는 것을 암시하듯 만들어져 있다. 무엇(丿:삐칠 별)이 비수(匕)가 된다는 것을 정확히 모른다(冂: 멀 경)는 것만 알면 쉬워지는 것이다. **뼈 골(骨)!! 차서!!**

누가 만들었는지 알면 알수록 한자는 신비하게 만들어졌다.

아주 쉽고 단순하게 생각하십시오.
그저 몸이 점점 차가워져 가는 과정일 뿐입니다.
이것만 해결할 수 있으면 되는 것입니다.
인류의 숙제인 것입니다.

1. 몸이 점점 차가워지면!

혈관이 수축되고, 기름이 굳어 피가 가는 길을 막아 피가 덜 가 수분이 부족해지고↓ 염분이 부족해지고↓ 산소량이 부족해지면서↓ 점점 몸의 모든 작동이 약해지고, 기능이 약해진다.

2. 몸이 점점 차가워지면!

우리 몸을 공격하는 균, 바이러스는 우리 몸속 어디든 36.5℃보다 낮고 차가울수록 발병하여 염증으로 유발되고 통증으로 유발되어 차가울수록 심해진다.

3. 몸이 점점 차가워지면!

인체의 모든 구성 요소가 36.5℃보다 낮아질수록 그 기능이 약해지는 게 생로병사의 끝이다.

아주 나이가 많으면 아픈 데가 없는데도 다리에 힘이 없어 걷기 힘든 것은 한마디로 피가 덜 가 **'차서'**이다.

배가 고프면 힘을 못 쓰는 것을 쉽게 생각하십시오.
"춥고 배고프다."
배가 고프면 피가 덜 돌아 춥다는 이야기입니다.

왜 체온 올리는 것이 힘든 것인가?

※ 125,000km의 마지막 차가운 곳(아픈 곳, 모세 혈관, 뼈)의 체온을 지금보다 따뜻하게 하는 것이 힘든 게 현실이고, 한계이기 때문에⋯.

※ 원리는 단순하다. **뼈가 차가워져 막혀 가는 것을 모르고 나이만큼 굳은 기름과 수축된 혈관만 이완시켜 주고, 공기, 물, 소금을 바꿔 주고 수맥을 막아 주는 것이 그 무엇보다 먼저인데 얼마나 생각했느냐이다. 이것을 모르는 것만큼 체온 올리는 것이 힘들었던 것이다.**

태어날 때 타고난 발의 온도가 다 다르다!

이것만 알면 원인, 이유, 해결 방법이 쉬워진다.

어린아이처럼!!
쉽게 또 쉽게 생각하십시오. 아주 단순하게!!
차를 보면 티코, 소나타, 벤츠처럼 소형, 중형, 대형으로 승용차는 같은데 차가 작냐, 크냐에 따라 부속품의 크기와 무게, 힘이 다 다르다는 것은 누구나 알고 있다. 사람도 마찬가지이다.

> 인체의 결정체가 36.5℃이다. 이미 태어날 때부터 겨드랑이, 심장의 온도는 36.5℃로 누구나 다 같지만 심장을 떠나는 순간부터 온몸이 따뜻한 사람이 있는가 하면, 온몸이 차서 힘들어하는 사람도 있다. - 足·酒 체질 구별법 참조

누구나 쉽게 알 수 있는 게 발의 온도이다.
태어날 때부터 인큐베이터 안의 아기들의 발의 온도가 조금씩 다르다는 것을 신생아실에서 근무해 아기들의 발을 만져 봤던 간호사님들은 이 글을 보는 순간 이해할 것이다. 아!!~~ 하고, 그 발의 온

도는 선천적으로 타고나, 특별한 경우가(운동 등) 아니면 팔자처럼 죽을 때까지 바꿔지지 않는 타고나는 것이라고 생각해 본 적이 있는가?

그 발의 온도에 따라 성인이 되어 토하지 않는 술의 주량(소주 2병, 2홉 기준↑↓중간)만 알면!! 전 세계 모든 사람들이 똑같은 환경에서 식생활, 성격, 식욕, 성욕 등 걸리는 병(예: 감기)이 다 다르게 나타나는 것을, 수학 문제 풀 듯 누구나 쉽게 원인과 이유, 해결 방법이 체온 36.5℃라는 것을 알 수 있는 체질 구별법이 **족·주**(足·酒) **체질 구별법이다.**

그렇다. 지금까지 사소한 건강 앞에서도 막연하고, 답답하고, 궁금했던 것들이 이것을 몰라 힘들었던 것이다. 이것만 알면! 건강에 대한 모든 것이 쉽게 풀어진다는 것을 알게 된다.

예를 들면 60세 이전의 세상에서 가장 고통스럽고, 비참하고, 공동체 생활을 하기 힘든 병들의 95%가 선천적으로 발이 따뜻하게 태어나 차가운 생활을 한 사람들 중에서 나타나고, 병 같지도 않은 병으로 가족들도 이해해 주지 않아 본인만 힘든 잔병들의 95%가 선천적으로 추위에 약하고 발이 찬 사람들 중에서 나타난다는 것이다. - **足·酒 체질 구별법**

이 글을 보는 독자들은 글을 보는 순간 이해가 될 것이다.
단, 선천적인 것을 기준으로 한다.
동상 등 후천적으로 나타나는 것은 예외이다.

**선천성은 물론 후천적으로 발이 차가워져도
그 순간부터 건강의 모든 약점이 다 잡히는 것이다.
약점이 다 잡혔을 때 "발목 잡혔다."라고
말을 하는 것을 생각하면 쉽다.**

이것을 알면 건강의 모든 것을 쉽게 알고 해결하기가 쉬워진다는 것이다.

마사이족과 피그미족을 알면 건강의 기준이 잡힌다!

서로 상반된 원주민

이제 온골(溫骨)요법에서는 지금까지 막연하고 답답하고 궁금했던 것을 근본적으로 구체적으로 알고 체온을 올려 건강을 되찾는 방법을 알고자 함이다.

원주민으로 세상에서 가장 건강하게 오래 살고 키가 큰 민족이 마사이족이고, 반면 가장 키가 작고 약하고 일찍 단명하는 민족이 피그미족이다. 마사이족이나 피그미족 모두 문명의 혜택을 받지 않고 따뜻한 나라에 사는 것으로는 같으나

마사이족은 따뜻한 지역이지만 '습도가 적다'는 것이 다르고 능동적으로 사냥을 해서 육식을 주식으로 하고 굶지 않는다는 것이 특징이고, 키가 180cm 이상인 사람이 많고, 100세까지 장수하는 사람들이 많은 반면, 피그미족은 따뜻한 지역이지만, '습도가 높다'는 것이 다르고, 피동적으로 생활하고 마사이족보다 육식을

덜 하는 것으로 140~150cm의 키에, 40세 정도의 평균 연령으로 단명하는 것으로 되어 있다.

여기서 우리가 봐야 할 것은 마사이족이, 현대 문명과 첨단 의학의 혜택을 받는 선진국 못지않게 아니 더 키가 크고 건강하게 오래 사는 이유와 원인을 찾으면 체온을 올리는 것이 쉬워지는 것이다.

첫째는 굶지 않고
둘째는 기후가 따뜻하고(습도 적정: 공기, 호흡, 피부)
셋째는 능동적이고 활동적으로 생활속에서 몸을 따뜻하게 하는 (열)
넷째는 생활 속에서 문명의 혜택을 받지 않아 차가운(공기, 물, 음
　　　식) 생활을 접할 수 없다는 것이다(기름이 굳지 않고 혈관이
　　　수축되지 않는 환경).

위에서 보듯 24시간 하루 종일 체온을 유지하는 데 생활 속에 환경이 되어 있다는 것이다. 일부러 건강해지려고 노력하는 것이 아닌 것이 다른 것이다.

반면 피그미족들과 비슷한 민족으로 동남아시아의 키가 작은 나라들을 보면 특징이 있다. 비교적 습도가 높다는 것이다.

날씨가 따뜻해도 습도가 높으면 혈액 순환이 잘 안된다는 것은 상식으로 쉽게 알 수 있는 것이다. 그래서 발육이 힘든 것이다.

동남아시아를 보면 이해가 쉽다. 습도가 높은 여름날 잠 못 이루고 설치는 것을 생각하면 이해가 쉽다.

'답'은 피그미족은 이미 환경 속에 혈액 순환이 덜 되어 키가 작고 단명할 수밖에 없는 환경을 갖고 있고, 마사이족은 혈액 순환이 잘 되어 키가 크고 오래 건강하게 살 수 있는 환경을 갖고 있다는 것이다. 여기서 현대 문명의 혜택을 받아 잘 먹고 굶지 않아 오래 사는 선진국과 비교하면 체온이 건강의 '답'이고, 쉽게 체온을 올리는 방법만 찾으면 되는 것이다.

현대 문명의 결과와 인체

24시간 몸을 차게 하는 환경!

현대 문명과 의학은 생활은 편리해지고 첨단 의학은 갑작스럽게 다치거나 위급한 상황에서 수술 등을 통해 생명을 연장하고 건강을 되찾는다. 그런데 어린아이들한테 이름 모를 희귀병들이 생기고 고혈압, 뇌전증 등 성인병들이 점점 젊은 층에서 나타나고 있다. 쉽게 치유가 되지 않는다.

무엇을 모르는 것일까?
쉽게 또 쉽게 생각하라! 어린아이처럼! 단순하게!!

찬 음식, 찬물, 찬 공기, 스트레스, 폭주(술), 불규칙적인 수면, 찬물과 고기(단백질), 지나친 섹스, 지나친 과로 등이 기름을 굳게 하고 혈관을 수축시킨다는 것을 10년 동안 죽음을 무릅쓴 생체 실험을 통해 알게 됐다.

지속적으로 24시간 쉬지 않고 몸을 차게 하는 환경은 담석과 결석 등, 혈관을 수축시켜 혈액 순환 장애를 유발시키고 있다.

생로병사(生老病死)의 공통점은 점점 몸이 차가워지는 것인데 세상에서 가장 키가 크고(180cm), 건강하고 오래 사는 마사이족의 환경이 따뜻한 것이고 습도가 적정하고 굶지 않는다는 것이고, 현대 문명의 혜택을 받지 않아 차가운(공기, 물, 음식 등) 생활을 접할 수 없다는 단순한 것이다.

반면, 현대 문명의 결과는 24시간 쉬지 않고 우리 몸을 소리 없이 차게 하는 마사이족의 환경과는 반대인 것이다.

이것을 보면, 체온을 올리는 것이 건강의 '답'이라는 것은 상식적으로 알 수 있다는 것이다.

이제 이 시간 생로병사(生老病死)를 통해 무엇이 우리 몸을 차게 하고 병들게 하는지도 알게 됐다.

지금까지 건강을 되찾는 방법을 몰라, 세상에서 인체를 모르면서 좋다는 것만 찾았다면, 원주민 마사이족의 공통점을 보면서 건강을 되찾는 기준을 아주 쉽게 알아 더 이상 혼란스럽지 않을 것이다.

거기에 뼈가 차서 막혀 가고 있는 것을 따뜻하게 해 주고, 생명을 유지하는 데 가장 중요하고 피할 수 없는 평상시 접하는 공기, 물, 소금을 바꿔 주고, 외부로부터 오는 수맥의 영향을 막아 주고 굶지만 말라는 것이다.

☞ **다음 4번째 온골 이야기**

'마사이족과 혈액 순환-건강을 되찾는 기준'으로 함께 나누는 시간을 가져 보겠습니다.

뼈가 따뜻해지면 발과 몸이 쉽게 따뜻해진다
— 무엇을 몰라서 힘든 것인가? —

04

마사이족과 혈액 순환

이것만 알면 건강의 기준이 아주 쉬워진다!!

안녕하세요. 벌써 온골 네 번째 시간이네요.
지난 세 번째 시간을 통해서 뭘 해도 체온을 올리는 것이 한계에 부딪히는 것과 지금까지 막연하고 답답하고 궁금했던 것들이 근본적으로 구체적으로 풀어지고 있다는 것을 느끼시는지요?

이번 시간 역시 어린아이처럼!
쉽고 또 쉽고 단순하게 생각하십시오.
그래야 체온을 올려 건강을 되찾는 방법을 쉽게 접하게 됩니다.

지금까지 뭘 해도 체온 올리는 것이 힘들어 건강을 되찾는 것이 힘들었던 분들은, 아직도 머릿속에는 더 과학적으로, 의학적으로 발달되고 개발된 제품을 찾아야 한다고 생각하고 있을 것입니다.

쉽게 생각하십시오.

예전에는 병원도 없었고,
그저 민간요법으로 살아야 하는 시대가 있었다는 것을….
그때는 오히려 지금보다 더 건강하게 오래 살았다는 것을….

무엇 때문일까요?
네, 그 '답'은 마사이족에서 찾으십시오.
현대 문명과 첨단 의학의 혜택을 받지 않은 원주민 마사이족의 평균 키가 180cm 이상이고, 건강하고 활력이 넘치고 100세 이상 오래 사는 분들이 많은 이유가 무엇일까요?

마사이족이 건강하게 오래 사는 공통점

공통점을 보면 '건강의 답'이 보인다.

- 첫째는 먹어야 살기 때문에 원주민치고는 비교적 굶지 않고
- 둘째는 날씨가 따뜻하고 – 공기(空氣) – 콧구멍에서 폐까지 온도, 피부
- 셋째는 습도가 사람이 살아가는 데 적정하고 – 콧구멍에서 폐까지 온도
- 넷째는 사냥을 주로 하고 육식을 주식으로 활동성이 있어 '열'을 발생하는 생활을 하고 – 혈전 예방 – 혈관 수축 예방
- 다섯째는 문명의 혜택을 받지 않아 차가운(공기, 물, 음식) 생활을 접할 수 없다는 것이다. – 물(生命水), 소금(鹽) – 혈전

필자가 보는 이 5가지 공통점은 항상 몸이 생활 속에서 자연스럽게 따뜻해질 수밖에 없는 식생활이라는 것이다.

이것이 마사이족의 평소 생활 속에서 주어지는 환경이다.

이러한 환경을, 24시간 생활 속에서 쉽게 실천할 수 있는 환경을 만들어 줄 수 있으면 되는 것이다.

바로 마사이족의 식생활 환경은, 우리 몸의 혈액 순환을 막는 기름이 굳을 수 있고, 혈관이 수축될 수 있어 피가 가는 길을 막는 것을 따뜻하게 하여 늦추는 환경이다.

36.5℃에서는 기름이 굳지 않고, 혈관이 수축되지 않는데 그곳이 바로 담석과 암이 없는 심장을 비롯해 우리가 알 수 있는 몸에서 가장 따뜻한 비장, 소장이다.

날씨는 따뜻하고 활동성이 많고 문명의 혜택을 받지 않아 몸을 차게 할 수 있는 찬물, 찬 공기, 차가운 술, 찬 음식이 없어 고기(단백질)를 먹어도 찬물을 먹을 수 없어 기름이 굳을 수 없는 환경인 것이다.

현대인들의 생활 중 무엇이 이들과 반대이고, 반대인 것을 극복할 수 있는 방법을 찾고 그 방법이 누구나 쉽게 필요한 만큼!! 24시간!! 실천할 수 있으면 되는 것이다.

이렇게 단순하고 이게 전부인 것이다.
이것을 어떻게 해결할 수 있느냐만 알면 되는 것이다.
건강하게 오래 살 수 있고 키가 클 수 있는 '환경'은 원주민 마사이족을 보면 쉽게 알 수 있는 것이다.

아픈 곳의 공통점

그저 몸이 점점 차가워져 갈 뿐이다.
- 원인과 이유의 '공통점'

그렇다.

아픈 곳의 원인과 이유의 공통점을 알고 나면 얼마나 단순하고 쉬운가? 이것을 알면 거의 다 아는 것이다.

> 생로병사의 공통점은 따뜻하게 태어나(生), 차가울수록 노화가 오고(老), 차가울수록 병이 들고(病), 다 차가워지면 죽는(死) 아주 단순한 공통점이다.

위에서 보듯 '아픈 곳의 공통점이-그저 몸이 점점 차가워진다'는 것이 상식인데 우리는 얼마나 생각해 보았느냐는 것이다.

36.5℃보다 차가워지니 작동이 덜 되고 기능이 덜 되어 온몸의 기능이 약해질 수밖에 없는 것이다.

건강은 답이 나올 때까지 "왜?"라는 질문을 해서 그게 상식적으로 알 수 있는 말이어야 한다.

예를 들어 호르몬 생성이 덜 되면….
왜? 호르몬 만드는 곳이 차서 작동이 덜 되어…. 이해가 쉽다.

앞서 보았듯이, '36.5℃보다 차가울수록' 균과 바이러스는 발병할 수 있는 환경이 되고, 염증과 통증이 심해질 수밖에 없는 환경이 만들어지는 것이다. 아픈 곳의 공통점만 알면 단순해지는 것이다.

무엇을 하든! 아픈 곳의 체온을 올릴 수 있는 방법, 근본적이고, 구체적인 방법을 찾는 것이 현대인들의 숙제인 것이다.

그리고 더 중요한 것은 필요한 체온을 올릴 수 있는 만큼 쉽게 실천할 수 있는 환경을 만들어 줘야 한다는 것입니다.
이것을 마사이족은 현대인들과는 달리 환경 자체가 자연스럽게 식생활 속에서 만들어지고 있는 것입니다.

건강에 좋고 나쁜 것의 공통점

온(溫) ←→ 냉(冷)

어떻습니까? 너무 쉽지요.

너무 쉬우니까 제가 장난하는 듯한 느낌도 드시지요?

네, 어린아이부터 누구나 알아듣기 쉽고, 부정하기 힘들고, 쉽게 실천할 수 있어야 합니다. **이러다 보니 그걸 누가 모르느냐고 합니다.**

온골요법처럼 구체적으로 근본적인 것을 알아듣기 쉽게 설명하는 곳은 아마도 처음일 것입니다.

'건강에 좋다는 공통점' 쉽게 생각하십시오.

현대의학으로 수술을 하든, 한의학으로 침을 놓고, 보약을 짓든, 대체 의학으로 운동을 하든 좋은 공기, 물, 소금 음식으로 도움을 주든 건강에 좋다는 것은 생명을 살리는 일이고 체온을 올려야만 살릴 수 있으니 공통점은 **'열'**입니다.

운동해라, 따뜻한 물 마셔라, 따뜻한 곳에 있어라, 좋은 소금 먹어라, 밥은 꼭 먹어라, 배부르면 등 따습다, 열나는 찜질기, 따뜻한 잠

자리, 원적외선 근적외선 등-풍수지리(수맥)

공통점: 몸을 따뜻하게 하는 '열'

반면 '**건강에 나쁘다는 공통점**'은 실생활에서 바로 찾으십시오.

추운 데 가지 마라, 찬물을 마시지 마라, 좋은 소금을 먹어라, 찬 음식은 피하라, 술 마시지 마라, 잠을 충분히 자라, 과로하지 마라, 스트레스를 받지 마라, 나쁜 생각을 하지 마라, 싸우지 마라, 지나치게 섹스하지 마라, 굶지 말고 다녀라 등 모두가 한결같이 몸을 차게 하는 냉(冷) 생활을 줄이거나 하지 말라는 말입니다.

공통점: 현재 몸을 차게 했던 '냉'

이렇게 세상에서 건강에 좋다는 공통점은 몸을 따뜻하게 하는 게 **열**(熱)이고, 몸을 차게 하는 공통점은 **냉**(冷)이라는 것이 극명하게 반대로 나타나서 알기 쉬운 것이다.

위에서 보듯, 세상에 아무리 좋은 것이 있어도 그 첫 번째가 공기, 물, 소금이다. 그러나 생명을 좌우하는 피를 만드는 뼈(骨)가 차가워 질수록 피를 만드는 곳이 점점 사라진다는 것을 얼마나 생각했나?

평생 나이만큼 먹고 마신 음식 중의 기름이 뼛속이 차가워 굳어 피가 가는 길을 막고 있다는 것을 얼마나 알고 있었느냐는 것이다.

목욕탕에 가서 보면 연세가 많고, 죽음에 가까우신 할아버지, 할머니들의 엉덩이 밑이 검어져 가는 것이 그것인데 지금 젊은이들의 엉덩이 밑이 검어져 가고 있다는 것을 직시해야 한다.

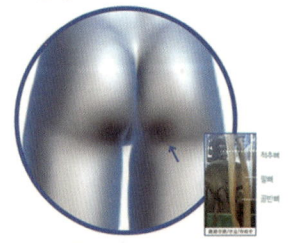

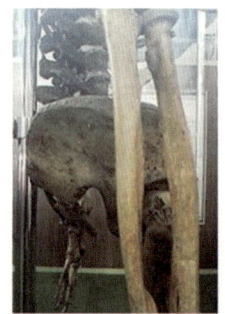

그것이 막히면 내려가는 길이 막히고

올라가는 길이 막히는데

지금 뚫어야 하나? 더 막힌 다음에 뚫어야 하나?

온몸의 피가 도는 것을 막는 것이다.

도로의 교차로가 막히면?

독자의 몫이다!!

혈액 순환의 온(溫)과 냉(冷)

쉽게 생각하십시오! 단순합니다. 건강은!!
따뜻해질수록 좋아지고, 차가워질수록 나빠집니다.
앞서 건강에 대한 이론을 보셨듯이 아주 쉽게 순환의 원인과 이유 (溫↔冷) 그리고 해결 방법을 알 수 있는 것입니다.

그래서 우리는 건강을 위해 하는 좋다는 식생활이 이를 쉽게 이해할 수 있는 것인데 무엇을 몰라 무엇이 안 되는 것인지를 근본적으로 구체적으로 알아야 한다는 것입니다.

1. 첫째는 사람을 누가 무엇으로 만들었는지
2. 둘째는 태어날 때 선천적으로 발의 온도가 다 다르게 태어나 똑같은 환경에서 식생활, 식욕, 성욕 등 병이 다르게 나타나고
3. 셋째는 우리 몸의 체온을 유지시키는 가장 기초적인 것이 공기, 물, 소금인데 기준이 애매모호하고
   평상시 접하는 공기, 물, 소금이 생명이 탄생하는 양수(소금물)와 심장(혈액: 소금물)의 피와 비교하면 같거나 비슷해야 하는데 반대쪽으로 성질이 다르고

4. 넷째는 외부로부터 받은 영향이 있다면, 한순간도 피할 수 없는 수맥(水脈)이 어떤 영향을 주는지 – **혈액**(좋은 에너지)**과 반대 파장**

5. 다섯째는 생명을 좌우하는 피를 만드는 뼈(骨)가 차가워지면 피를 정상적으로 만들 수 있다고 생각해 봤는지

    ➤ 뼈가 차가워지면서 피를 만드는 곳이 줄어든다는 것을….

위의 5가지 내용을 얼마나 알고 있습니까?

24시간 우리 몸을 쉬지 않고 차게 하는 요인으로 그 무엇보다도 체온을 유지하고 올리는 데 가장 중요한 것입니다.

위의 내용을 모르는 것만큼 체온을 올리기 힘들었던 것입니다.

☞ **다음 5번째 온골 이야기**

'타고난 발의 온도와 술의 주량만 알면! 모든 게 술술 풀린다'를 나눠 보는 시간을 가져 보겠습니다.

足·酒 체질 구별법

뼈가 따뜻해지면 발과 몸이 쉽게 따뜻해진다

― 무엇을 몰라서 힘든 것인가? ―

05

타고난 발의 온도와
술의 주량만 알면!
모든 게 술술 풀린다

足·酒 체질 구별법

안녕하세요.

오늘 하루 즐거우셨습니까?

그동안 건강에 대해 막연하고 답답하고 궁금했던 것들이 10년 묵은 체증이 풀리듯 시원하게 풀리는 시간을 함께 가져 보겠습니다.

첨단 문명과 의학이 발달하여 지금 세상은 곧 120세 이상도 살 것같이 말하고 있는데 태어날 때부터 저능아 등 이름 모를 소아병들이 늘어나고 모든 병들이 젊은 층으로 점점 내려가고 있는 원인과 이유, 해결 방법이 더 막연한 것 또한 현실입니다.

무엇을 몰라서!!!

선천적으로 태어날 때 인큐베이터 속의 아기들의 발의 온도가 다 다르다는 것을 몰랐을 뿐이다.

족·주(足·酒) 체질 구별법

지난 20년 동안 건강을 연구하면서 수천 번의 실험과 10년 동안 건강에 나쁘다는 식생활, 술, 담배, 섹스, 스트레스 등 영하 30℃의 냉동 창고에서 얼어 죽는 죽음의 문턱을 넘나드는 생사를 건 30여 차례의 생체 실험을 통하여 **전 세계 모든 나라들의 기후와 체질(체온: 선천적으로 타고난 발의 온도), 식생활의 공통점을 토대로 만들어진 체질 구별법이다.**

태어났을 때와 어렸을 때 기억을 못 하는 것으로 추운 곳에서 낳아 한기(寒氣)나 동상(凍傷), 수술이나 교통사고 등으로 인해 발과 몸이 차가워진 것은 후천성으로 족·주 체질 구별법에서는 태어났을 때부터 청년기 등 건강했을 때의 선천성을 기준으로 보는 것을 말한다.

족·주(足·酒) 체질 구별법

FA1(3병 이상)	FA2(3잔)얼굴 빨개짐	FA3(2병)35세 이전	FA4(1병 반)변비	FA5(반병)설사
		모든 게 중간		
FA1-(3병)		FA3-(1병 반)설사, 변비없음, FA4, FA5와 공통점이 비슷함		

← 강 FA3 약 →

沈·酒 체질 구별법

FA1(3부이상) — **FA1-(3병)** — **FA2(3병) 얼굴 빨개짐** — **FA3(2병) 35세이전 모든체질중간** — **FA4(1병반) 변비** — **FA5(반병) 설사**

※ F: Food, A: Alcohol의 약자 – 소주 2홉 기준
선천체질을 타고난 인자 – 30대의 건강 별을 대통 기준으로 한다.

내 몸은 따뜻한가
선천체질요도!

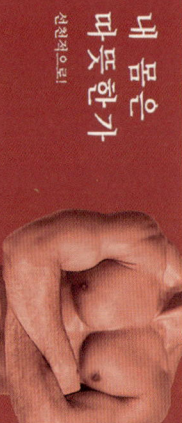

- 몸이 따뜻하다.
- 추위에 강하다.
- 술을 많이 마신다.(酒)
- 배운 많이 마신다.(食)
- 목소리가 많이 있다.
- 대변이 경쾌하다.
- 시원한 것을 좋아한다.(食)
- 다혈질이 없고 성격이 급하다.(성격)
- 나이 들어 살이 찐다.(성숙)
- 성숙이 왕성하다.(성숙)
- 소변색이 좋다.

선천체질요도의 따뜻한 사람들의 공통점
- 땀이 없는 편이다.(땀인이 병)
- 근육실이 많다.
- 희번지가 두터다.
- 뼈대가 굵다.
- 풀밥이 많이 있다.
- 말수가 적다.
- 대변이 경쾌하다.
- 시간이 경우이 높다.
- 눈의 흰자 부위가 많다.
- 나이 들어 살이 찐다.
- 성숙이 왕성하다.(성숙)
- 감기가 잘 안든다.

沈酒 체질 구별법

선천체질을 바르고 받고 있는 음식과 술이 명확한가? 잘못된 음식과 술이 명확한 한약을 이해하는 건강을 유지하는 것으로 중요하다. 식사, 수면, 배가 24시간 지켜지고 있는지 체크하려면 내 몸을 살펴 보고 있다는 것을 알게 된다.

沈酒 체질이란?

그리 상이 생각 서가하는 것이다. 이웃 프러 모든들은 다가 나의 생각을 유지하는 능력을 중요하고, 식사, 수면, 배가 24시간 지켜지고 있는지 체크하려면 내 몸을 살펴 보고 있다는 것을 알게 된다.

독수체질로 체크 건강 대란

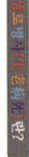

감수록	얼굴색	얼굴색이 좋다.
	변이	변이 좋다.
	주름	주름이 없다.
감수록	얼굴색	얼굴색이 나쁘다.
	변이	변이 많다.

예) 1. 선천체질로 태어나 버릇대는가? → 수가 나타내는?
2. 토끼띠인 경우 나이도 확인하면 한자 둘 가능한 좋다. 주 의사!

내 몸은 차가운가
선천체질요도!

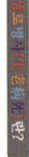

- 몸이 찬 편이다.
- 근육량이 적다.
- 추위에 약하다.
- 술이 약하다. 싫다.
- 희번지가 얇다하다. 싫다.
- 패단가 약하다.(水)
- 몸소리가 약하고 낮다.
- 소변가가 가늘다.
- 산산, 변비가 많다.
- 유가 장 싼다. (姓)
- 유용 못옷 싫어한다.(姓)
- 사람이 약하다.(성숙)
- 성숙이 약하다.(성숙)
- 나이 들어 노쇠가 빠르다.
- 감기가 잘 걸린다.
- 아 약 먹는다.(성숙)
- FA5로 갈수록 체중을 올리는데 힘들다.※

선천체질요도 받이 찬 사람들의 공통점
약에서 내려면 정착을 줄이는 사람들이 대부분이다. 이 선천체질을 가지고 있는 사람들은 체중을 올리는데 어려움이 많아 피 속이 영양물이 19%, 이상 낮게 나타난다.

신체 특징

- FA3→FA1로 갈수록 얼굴 협색이 좋고, 그래질수록 강해 보이고, 윤기가 나고, 주름이 있으면 큰 주름이 있으면 눈이 나온 편이고, 무소리가 크고 힘이 있다.
- FA3→FA5로 갈수록 얼굴 협색이 창백하고, 그래은 힘이 없어 보이고, 윤기가 없고 주름이 있으면 잔주름이 많고, 눈이 꺼진 편이고, 무소리가 힘이 없다.

> **참고**

※ 1. F는 Foot의 약자로 발(足)을 뜻하고 A는 Alcohol의 약자로 술(주: 酒)을 뜻한다. 족·주 체질 구별법을 쉽게 이해하려면 이것을 제일 먼저 인식하고 다음 발이 차가워진 선천성과 후천성을 본다. FA3을 기준(중간)으로, FA1이 제일 발이 따뜻하고 주량이 세고 추위에 강하고 FA5가 제일 발이 차고 추위에 약하다는 것을 알면 쉽다.

※ 2. 발(足)은 태어날 때의 기준이고 술(酒)은 누구나 평상시 생활할 때 마셔 급격히 우리 몸을 차게 하는 음식으로 술을 마시고 차가워져 먹은 음식과 술을 토하지 않는 주량을 기준으로 하는데 종교(신앙)나 기타 특이한 사항으로 술을 마시지 않는 경우는 그 사람의 인체(몸)의 특성과 인체에서 나타나는 식생활, 성격, 성욕, 걸리는 병(예: 감기-잘 걸리느냐? 안 걸리는 편이냐?: 추운 데서)이 잔병(FA5로 갈수록)이냐, 큰 병(FA1로 갈수록)이냐에 따라 구분하면 쉽게 알 수 있다.

전 세계 오대양 육대주(五大洋 六大洲: 地)에 있는 사람들의 기후와 그리고 그 사람들이 선천적으로 타고난 체질인 발의 온도와 오장육부(五臟六腑)의 온도와 생로병사의 과정에서 피할 수 없이 접하는 식생활로 인해 나빠지고 좋아지는 통계를 토대로 만든 체질 구별법인 족·주(足·酒) 체질 구별법이 20년 만에 완성되었다.

즉, 족·주 체질 구별법을 쉽게 설명하면 **선천적으로 태어날 때 발의 온도가 차냐, 따뜻하냐에 따라 토하지 않는 술의 주량만**(소주 2홉, 2병: 중간 FA3) **알면!!**

전 세계 모든 사람들이 똑같은 환경에서, 인체에서 나타나는 식생활, 성격, 식욕, 성욕 등 걸리는 모든 병이 다 다르게 나타나는 근본적인 원인과 이유, 해결 방법을 누구나 쉽게 수학 문제 풀 듯 알 수 있는 체질 구별법이 족·주(足·酒) 체질 구별법인 것이다.

※ 3. 그 사람의 얼굴에서 발까지의 특징을 보면 중간인 FA3는 보편적으로 어렸을 때부터 물 살로 뚱뚱하여 살이 찐 편이고 차고 시원한 물을 마셔도 탈이 잘 안 나고 모든 게 중간으로 대변이 무난한 편이고 얼굴이 창백한 것보다는 기본적으로 약간의 윤기가 있고 주름이 있으면 큰 주름이 있고 FA2, FA1-1, FA1로 갈수록 특징이 좋고 FA3을 기준으로 위와 반대로 FA5로 갈수록 반대의 특징을 갖고 있다. 더 특징적인 것은 FA4는 변비가 있고 FA5는 설사가 있는 반면, FA3-1은 설사와 변비는 없는데 FA4나 FA5의 특징을 갖고 있고 모든 게 비슷하지만 FA5로 갈수록 점점 약하다는 것이다. - **FA3를 중간으로 정확히 알고 보면**(술의 주량 등) **좌우 체질 이해가 쉽다.**

※ 4. 여기서 한 가지 FA2의 특징은 모든 게 다 맞는데 술을 3잔을 마시면 얼굴이 시뻘게지고 계속 마시면 토하는데 30분마다 3잔씩 밤새도록 마셔도 토하지 않는다는 특징이 다르다. 보통 술을 못 마신다고 하는데 불편해서 그런 것이다.

※ 5. FA3인 중간을 기준으로 FA1로 갈수록 발이 따뜻하고 술의 주량이 센 사람들의 공통점과 이와 반대인 FA3을 기준으로 FA5로 갈수록 발이 차고 술이 약한 사람들이 갖고 있는 공통점을 알면 이제 그동안 막연하고 답답하고 궁금했던 모든 것들이 쉽게 풀릴 것이다.

족·주(足·酒) 체질 구별법으로 푸는 방법

그저 확인만 하면 되는 것이다.

생로병사는 그저 몸이 점점 차가워지는 게 공통점이다.
따라서 아픈 것, 노화의 공통점 또한 **"차서!"** 이다.
죽으면 온몸이 다 차가워지는 것이다.

여기서는 체온이 떨어지는 것과 건강이 나빠지는 것을 논하는 것이니, 쉽게 '차서'라는 기준을 정하고 이해를 빨리하려면 죽은 사람의 상태(다 차다)를 생각하면 모든 게 쉽게 이해된다.

> 기본 체력을 갖고 있는 FA3을 기준으로(FA1 ← 강FA3) (약FA3 → FA5)보면 추위를 타기 시작하고 잘 지치는 것부터 몸은 약해지는 것이고 심하게 차가워질 때 염증과 통증으로 나타나는데 차가울수록 심하게 나타난다.
>
> - 원인은 **'피가 덜 가 차서'** 체온을 올릴 수만 있으면 되는 것이다.

⟨식생활⟩

FA3→FA1로 갈수록 추운 곳, 찬물 등 모든 식생활에 잘 적응한다.=95%
FA3→FA5로 갈수록 몸(발)이 차 적응을 힘들어한다.=95%

⟨성격⟩

FA3→FA1로 갈수록 차가운 물을 마실수록 다혈질이 심하다.=95%
FA3→FA5로 갈수록 몸(발)이 차 순환이 덜 될수록 성격이 예민하고 까칠하다.=95%

⟨식욕⟩

FA3→FA1로 갈수록 식욕이 왕성하다.=95%
FA3→FA5로 갈수록 몸(발)이 차 식욕이 약하다.=95%

⟨성욕⟩

FA3→FA1로 갈수록 성욕(정력)이 왕성하다.=95%
FA3→FA5로 갈수록 몸(발)이 차 성욕(정력)이 약하다.=95%

⟨병(病): 감기⟩

FA3→FA1로 갈수록 추운 곳에서도 감기가 잘 걸리지 않는다.=95%
FA3→FA5로 갈수록 몸(발)이 차 추운 곳에 가면 감기가 쉽게 잘 걸린다.=95%

인체의 기본적인 식생활, 성격, 식욕, 성욕 등 걸리는 병(예: 감기)이 다 다르게 나타나는 것이 쉽게 이해가 되지요?
　타고난 발의 온도와 토하지 않는 술의 주량만 알면!! 아주 쉽게!!

· 그저 확인만 하면 알 수 있는 것이다

◆ FA3→FA1로 갈수록 선천적으로 가장 발이 따뜻해 활력이 넘치고 건강한 몸으로 태어나서 건강에 나쁘다는 차가운 생활을 해서 몸의 어딘가 차서 생기는 병으로, 세상에서 가장 고통스럽고 비참하고 잔인하고 공동체 생활이 힘든 틱 장애와 같은 병들이 이 체질들 중에서 95% 나타난다.

A: 누가 걸리나? - 선천적으로 발이 따뜻한 사람들 중에서 = 95%↑

B: 원인과 이유? - 태어날 때부터 찬물 등 차가운 생활을 좋아해서 차가워져! = 95%↑ : 염증과 통증의 원인

C: 왜 고치기 힘드나? - 식욕이 왕성해 식생활 절제가 힘들어서! = 95%↑

» **대표적인 질병**(큰 병)

- 고혈압, 고지혈, 당뇨, 뇌경색(중풍), CRPS(복합통증증후군), 통풍, 뇌전증(간질), 천식, 신장 투석, 공황 장애, 조현병, 틱 장애, 파킨슨병

» **아픈 곳의 공통점이 "차서"**- 작동이 덜 되니, 기능이 약해지고, 차가울수록 염증과 통증이 심해지는 것은 의학의 상식이다.

※ FA3→FA5에서 위 병들이 나타나는 경우는 극히 아주 소수의 (5%) 일반인들이 겪지 않는 스트레스(금전), 수술 등 특이한 환경에 노출된 사람들 중에서 나타날 수 있다.

◆ FA3→FA5로 갈수록 선천적으로 가장 발이 차 잘 지치고 약한 몸으로 태어나 건강에 좋다는 생활만 하는데도 몸이 따뜻해지지 않아 몸이 점점 더 차가워지면서 생기는 병으로 힘이 없어 잘 지치고 잠을 못 자는 등 일반 생활을 할 때 몸이 약해 추운 곳에 가면 힘들 듯 적응하기가 힘들어 본인만 생활하기 괴로운 잔병들이 이 체질들 중에서 95%가 나타난다.

A: 누가 걸리나? - 선천적으로 발이 찬 사람들 중에서 = 95%↑
B: 원인과 이유? - 따뜻한 생활을 해도 체온이 올라가지 않아서 = 95%↑, 차서! 기능과 작동이 잘 되지 않아(염증과 통증의 원인)
C: 왜 고치기 힘드나? - 식욕이 약해 체온을 올리기 힘들어서 = 95%↑

» **대표적인 질병**(잔병) **- 60세 이전**
 - 저혈압, 우울증, 불면증, 빈혈, 두통, 자살, 생리통, 수족냉증, 골다공증(60세 이전)**, 설사, 변비**

※ FA3→FA1에서 위 병들이 나타나는 경우는 극히 아주 소수의 (5%) 일반인들이 겪지 않는 스트레스(금전)나 수술 등 투병 중이거나 60세가 넘은 분들 중 특이한 환경에 오래 노출된 사람들 중에서 나타날 수 있다.

어떻습니까? 아주 쉽지요?
아직도 이해가 안 되는 분들이 있을 것입니다.

이분들의 생-각은 이걸 건강을 전공한 사람들이 모르겠느냐고…. 너무 쉽게 써 놓아서 믿지 못할 것입니다.

'답'은 아주 쉽습니다. 어린아이처럼!!

단순하고 쉽게 생각하십시오. 근본적이고 구체적인 것으로 부정하기 힘들면 그냥 쉽게 받아들이십시오.

· **원인과 이유, 방법**

누가 걸리는지, 원인과 이유가 뭔지, 해결 방법이 무엇인지를 어린아이도 알 수 있게 족·주(足·酒) 체질 구별법을 통해 알 수 있습니다.

> FA3→FA1로 갈수록 따뜻하게 태어나 몸을 심하게 차게 하는 생활로 차게 해서 찬 곳이 생겨 건강이 나빠지고 FA3→FA5로 갈수록 차게 태어나서 따뜻한 생활을 아무리 해도 체온이 올라가지 않아 차서 건강이 나빠지는 것이 공통점입니다.
> 위에서 보듯 FA3→FA1이나, FA3→FA5나 모두 건강을 위해 차가워진 곳의 체온을 36.5℃로 올리는 것이 답인 것입니다.

족·주(足·酒) 체질 구별법에서는 부모님에게 물려받은 선천적으로 타고난 발의 온도로 60세까지를 유통 기간으로 정하고 그 이후를 유효 기간으로 95세를 전후하여 유효 기간 만료라고 합니다.

어디든 아프면!
무엇부터 생각해야 하나?

네, 이제 온골(溫骨)을 만났고, 선천적으로 타고난 발의 온도와 토하지 않는 술의 주량만 알면, 건강에 대해 그동안 궁금하고, 답답하고, 막연했던 것들을 수학 문제 풀 듯 누구나 쉽게 알 수 있는 족·주(足·酒) 체질 구별법도 만났습니다.

현대 의학의 힘을 필요로 하는 뼈가 부러졌거나, 상처가 났거나, 수십 년 동안 커진 암 덩어리를 간단하게 제거할 수 있다거나, 응급 조치를 취하는 것이 아닌 것은 그저 그 사람이 갖고 있는 체온 상태에 따라 체온을 올리는 시간이 다를 뿐입니다.

어디든 아프면!! 무엇부터 생각해야 하나?

이제 당황하지 마십시오.
쉽고 또 쉽게 생각하십시오. 어린아이처럼!
그래야 건강을 되찾는 게 쉬워집니다.
먼저 아프면 나타나는 것을 차분히 생각하십시오.

어디든 아프면!!

춥고, 열나고, 균, 바이러스가 발병했고, 염증과 통증이 생기고, 근육이 경직되고, 어지럽고, 힘이 없고, 혈전이 생기고

네, 어디든 아프면! 위의 내용이 거의 다일 것입니다.
아파서 생긴 모든 것의 공통점은 한마디로!! 차서!!
첫째도, 둘째도 쉽게 생각하십시오.
어린아이처럼! 그래야 빨리 도움을 받습니다.

1. 첫째는 '어디든 아프면' 무조건 '**차서**'라고 생각하십시오.
   모두 피가 덜 가 차서 생긴 것입니다.
2. 둘째는 피가 가는 길이 막혀 덜 가야 '**차다**'라고 생각하십시오.
3. 셋째는 피가 덜 가려면 기름이 굳고, 혈관이 수축되어 막혔다고 생각하십시오.
4. 넷째는 기름과 혈관은 36.5℃만 되면 다 녹고 이완된다고 생각하십시오. 지금까지 운동하고, 찜질하고, 약을 먹고 다 했는데 왜 안 된 거냐 하면….
5. 다섯째는 뼛속이 차서 막힌 걸 몰랐구나! 생각하십시오.
6. 여섯째는 머리에서 발끝까지 125,000km의 마지막 차가운 데를 지금보다 따뜻하게 해야 하는 걸 몰랐구나! 생각하십시오.

이게 다입니다. 쉬워요, 어려워요?

이제 이걸 해결해 주기만 하면 된다고 생각하십시오.

어떻게? 쉽게!! 24시간 쉬지 않고 쉽게 36.5℃를 향해 체온을 상승 유지시켜 줄 수만 있으면, 되는데! 생활 속에서, 잠자면서

그런데 뭘 더 생각해야 하나요? 자동차 기름과 같은, 생명을 유지하는 데 가장 중요한 게 혈액(血液)인데 평상시 접하는 공기, 물, 소금이 생명이 탄생하는 양수(羊水: 소금물)와 심장의 피(소금물)하고 같거나 비슷해야 하는데 반대쪽으로 성질(온도, 염도, 항산화, 에너지)이 다 다르다 하니 바꿔 줘야 돼요, 안 바꿔 줘야 돼요?

7. 일곱째는 공기, 물, 소금을 바꿔 주기만 하면 돼요.

가랑비에 옷 젖고, 복싱하는 사람이 잽에 멍든다고, 외부에서 하루 종일 우리 인체에 영향을 죽을 때까지 미친다고 말하는 게 있으면 막아 줘야 해요, 그냥 내버려 둬야 해요?

모든 건 독자의 몫입니다. 그저 저는 알려 드릴 뿐입니다.

모르고 못 하는 거와 알고 못 하는 건 다르니까요. 앞서 설명했으니….

8. 여덟째는 수맥(水脈)의 영향을 막아 주면 됩니다.

오래 머무는 사무실 의자 자리, 소파 자리, 잠자리 침대….

어디든 아프면! 온골(溫骨)에서는 이게 다입니다.

생명을 유지하는 데 가장 중요하고 피할 수 없는 공기, 물, 소금, 수맥, 뼈에 대한 것으로 수술을 하든, 무엇을 하든, 숨을 쉬고, 물

은 마셔야 하고, 음식은 먹어야 하니 **수술하면 안 해도 된다는 생각은 하지 마십시오!!** 끝으로 하나 남았습니다.

식생활!!
현대 문명과 첨단 의학의 혜택을 받지 않은 마사이족의 하루 생활만 참조하십시오.

9. 아홉째는 A: 살아야 하니 끼니를 굶지 않는다. - **기**(氣)
　　　　　　B: 추운 데를 가능한 가지 않는다. - **공기**(空氣, 호흡, 피부)
　　　　　　C: 찬물을 마시지 않는다. - **물**(生命水)
　　　　　　D: 찬 음식을 피한다. - **고지혈**(경화, 굳는다)

마사이족의 하루 생활을 하고 싶어도 현대인은 어쩔 수 없이, 피할 수 없이 먹고 마시는 술, 음식 등을 생활 속에서, 잠자면서 쉽게 해소시켜 주는 게 온골(溫骨)입니다. 이게 다입니다.
어디든 아프면! 이 부분만 정확히 알면 지금까지 답답하고, 궁금하고 막연했던 것들이 쉽게 풀리는 것입니다.

온골(溫骨)도 마지막으로 꼭! 말하는 것이 있습니다.
꼭! 하나 지킬 수 있으면 지키라는 것!!
찬물을 피하고 끼니를 굶지 마라!!
여기까지가 온골(溫骨)입니다.

한 가지 더 유익한 말씀을 드리면 세상에 아무리 좋은 게 있어도 죽은 사람한테는 소용없다는 말을 빨리 이해하십시오. **"차서!"**

그래서 세상에 좋다는 식품, 약, 보약 등 모든 것이 발이 차가울수록 추위를 타는 사람일수록 효과가 없다는 것입니다. 오히려 어떤 것은 소화를 못 해 부작용이 나타나기도 하는 것입니다.

효과를 못 보니 돈을 낭비하는 거지요. 이제 무엇이든 효과를 보려면 '체온'이 따뜻할수록 효과가 좋습니다.

온골(溫骨)을 하시면서 체험해 보십시오.

증폭에 증폭이 되는 효과를 볼 것입니다.

현재 본인의 체온을 체크하는 방법

체온 하면!!

겨드랑이, 입, 귀에서 체크하는 온도를 말한다.

이것은 병원에서 위급한 사람을 구별하기 위해서 재는 방법이다.

온골(溫骨)에서는 아픈 곳의 온도를 말한다.

예를 들면 당뇨병이면 - 췌장, 간이 나쁘면 - 간, 설사면 - 장, 소화가 안 되면 - 위의 온도를 재야 하는 게 상식이다.

그렇다. 그런데 이런 이야기를 처음 들으니 황당할 뿐이다.

지극히 상식적인 말인데….

현재 자신의 망가진 체온을 체크하는 방법을 알면 체온을 올리는 방법을 알게 되고 건강을 되찾는 데 도움이 빠르다.

· 체온 체크할 내용

1. 족·주(足·酒) 체질 구별법에서 선천적으로 타고난 체질을 먼저 구별(발의 온도와 주량)
2. 현재 몸 상태가 비정상이라고 생각하는 것과 갖고 있는 질병
3. 현재 나이와 언제부터 추위를 타기 시작했는지? 추위를 타면

봄, 여름, 가을, 겨울 중 언제부터 불편함을 느끼는지?

4. 추위와 더위를 타면? A: 추위만 타는지?

    B: 더위만 타는지?

    C: 추위와 더위를 같이 타는지?

5. 발이 차다는 걸 느끼는 정도가 어느 정도인지?

    ① 따뜻하다. ② 시원하다. ③ 차다. ④ 시리다. ⑤ 저리다.

    ⑥ 아리다. ⑦ 쑤신다(통증).

6. 몸이 찬 곳을 느끼는 데가 있으면 어디가 언제부터 차다는 것을 느꼈는지? 봄, 여름, 가을, 겨울 中

7. 식은땀 등 땀 등이 불필요하게 나는 데가 있는지?

8. 발이 차다면 어디까지 찬 걸 느끼는지?

    ① 발바닥 ② 발등 ③ 발목 ④ 종아리 ⑤ 무릎 ⑥ 허벅지

    ⑦ 엉덩이 ⑧ 척추 ⑨ 등 ⑩ 어깨 ⑪ 목 ⑫ 머리

9. 현재 마른 편인지? 뚱뚱한 편인지? 보통인지?

10. 엉덩이 밑을 보면?

    ① 살이 없는 편 ② 찬 데 앉는 게 아주 싫다.

    ③ 오래 앉아 있으면 불편하다. ④ 통증을 느낀다.

    ⑤ 엉덩이 밑에 검은 점이 있다(上: 가장 짙다, 中, 下).

11. 평상시 마시는 물은?

    ① 따뜻한 물 ② 미지근한 물 ③ 찬물 ④ 얼음물

12. 찬물을 마시면 나타나는 현상?

    ① 없다. ② 불편하다. ③ 탈이 난다. ④ 아예 못 마신다.

13. 현재 나이와 자다가 깨서 화장실에 가는 횟수?

   ① 안 깬다. ② 1번 ③ 2번 ④ 3번 ⑤ 4번 이상 ⑤ 5번 이상

14. 평상시 쥐가 난다면?

   ① 운동(일)할 때만 ② 평상시 ③ 낮에 ④ 밤에

15. 어디든 아프면(예: 관절) 생활 중 불편함 정도?

   ① 항상 똑같다. ② 아플 때와 안 아플 때가 있다.

   ③ 많이 아플 때와 덜 아플 때가 있다.

   ④ 따뜻한 데 가면 덜 아프다. ⑤ 추운 데 가면 더 아프다.

   ⑥ 낮과 밤이 아픈 게 다르다.

16. 목욕탕에 가서 찬물로 바로 샤워하는 정도를 보면(피부)?

   ① 아예 못 한다. ② 여름에는 한다. ③ 봄, 가을에는 한다.

   ④ 겨울에도 한다.

17. 현재 건강에 좋다는 것을 하고 있는 것은?

※ 체온이 조금만 더 떨어져도 되돌리기가 서너 배로 힘들다는 것을 알아야 하고 60세까지는 서서히 차가워졌지만, **60세 이후는 언제 어떻게 갑자기 차가워질지 모른다.** 이렇게 현재 머리에서 발끝까지 125,000km의 마지막 차가운 곳(아픈 곳, 뼈, 피부)을 알아야 몸이 망가지고 회복될 수 있는 상태를 판단할 수 있다. 이것을 몰라 체온 올리는 것이 힘든 것이다.

· **생로병사 중에 나타나는 5가지**
  아픈 곳의 공통점!! 차서!!

1. 점점 몸이 차가워진다 ↓ - 생로병사의 공통점
2. 점점 수분이 적어진다 ↓ - 물(生命水)
3. 점점 염분이 적어진다 ↓ - 소금(鹽: 臣)
4. 점점 산소량이 적어진다 ↓ - 공기(空氣: 血氣)
5. 점점 기름이 많아진다 ↑ - 고지혈(경화, 굳는다)

위 5가지 모두 '어디든 아프면' 나타나는 균, 바이러스, 염증, 통증이 발병하는 데 기여하는 요소들로 쉽게 병들을 이해하는 데 도움이 될 것이다.

설명이 아주 쉽지요.

그렇습니다. 유치원 아이도 알아들을 수 있게 설명이 되지 않습니까? 안 아플 때처럼만 해 주면 된다고!!

그게 아플 때보다 따뜻한 것입니다.

뼈를 따뜻하게 해 주면 쉬워집니다.

아프면 따라붙는 3가지
- 균, 바이러스, 염증, 통증

쉽게 또 쉽게 생각하십시오.
어린아이처럼 단순하게!!
그래야 쉽게 알 수 있고 도움이 됩니다.

· 균, 바이러스

나라를 누가 지키느냐고 물으면 유치원 아이가 군인이라고 말한다. 어떻게 해야 잘 지키느냐고 하면 초등학생이 잘 먹고 건강하고, 첨단 무기로 정신 교육 상태가 좋으면 된다고 아주 쉽게 말한다. 그럼 사람이 아프면 무엇이 지키느냐고 물으면 백혈구라고 초등학생이 숨도 안 쉬고 말할 수 있는 지식이다.

어떻게 하면 백혈구가 잘 지키느냐고 물으면 36.5℃가 될 때 백혈구(균, 바이러스) 활동이 가장 왕성해서 잘 지킨다고 말한다.

그런데 코로나19가 와서 이 난리를 쳤는데도 지금까지 필자는 TV 보면서 단 한 명의 말하는 사람과 묻는 사람을 본 적이 없다.

신기한 일이다. 기이한 일이다. 넌센스이다.

'답'은 심장에 암이 없고, 담석이 없고, 선천적으로 발이 따뜻한 사람이 감기(바이러스)가 잘 안 걸리고 선천적으로 발이 찬 사람들이 조금만 추운 데를 가면 감기가 잘 잘 걸리는 이유이다. 아주 쉽지 않은가?

• **염증**(炎症)

쉽고 또 쉽게 생각하라.

염증은 균과 바이러스가 발병해야 생기는 것이다.

그런데 균과 바이러스가 36.5℃보다 낮을수록 심하게 생기니 차서 생기는 것이다. 피가 덜 가서 '차서' 생기는 것이다.

추운 곳에 가든 과로를 하든 몸을 힘들게 할 때 선천적으로 발이 찬 사람들 중에서, 오랜 투병하는 사람들의 염증 수치가 높은 것을 보면 쉽게 이해가 될 것이다.

그런데 왜 힘드냐?
뼈가 차가워져 가는 걸 몰라서!
원천적으로 뼈가 차면 혈액 순환이 덜 되는 것이다.

한자의 염증(炎症)에서 불화 염(炎) 자를 보면 불 화(火) 자가 아래위로 있는데 사람 인 자가 위아래로 있으면 얼음 빙(仌) 자로 그 옆에 양옆으로 점(.)이 있다. 즉, 글자 속에서 차가운 것과 연관이 있다는 것을 암시해 주고 있다. 신기한 일이다.

염증(炎症)은 몸속 어딘가 막혀서 피가 덜 가 지나치게 차가워지면 생기는 것으로 체온을 올려 주면 사라지는 것이다.

근데 왜 안 되냐? **뼈가 차가워져 가는 것을 몰라서…**.
염증이 사라질 만큼 체온을 올리기 힘든 것이 한계이고 현실이다.

• 통증(痛症)

사람이 아프면 염증까지는 참겠는데 통증이 나타나면 참기가 힘들어 고통스러워진다. **통증 역시 먼저 균과 바이러스가 발병해서 염증이 유발되었을 때 나타나니 그 시작이 피가 덜 가 차서 나타나는 것이다.** 그래서 멀쩡한 사람도 추운 데 오래 있으면 뻐근하고 아픈 것이다. 모든 병의 통증은 고통스럽지만 때론 참기가 힘들어 그 통증의 정도에 따라서 눈물로 호소하는 사람들이 가면 갈수록 이름 모를 병들로 더 심해지고 있다.

희소식을 남기니 귀담아들어야! 통증(痛症)은 항상 있었던 게 아니다. 아파야 나타나는 것이다. 처음부터 배냇병이 아니면 타고나는 게 아니면 없던 것이 후천적으로 생겼다는 것이다.

안 아팠을 때처럼만 해 주면 되는 것이다.
따뜻한 체온으로!! 모든 통증은 다 같다.
아픈 정도의 통증이 다를 뿐이다.

어느 하나의 통증이 완화되면 모든 통증이 완화되는 것이다. 사라질 수도 있다는 것이다.

생리통(生理痛)을 예를 들면, 여자의 가장 기본적인 통증으로 항상 있는 것이 아니고 생리 주기 때마다 나타난다.

그리고 생리통이 있는 사람이 있고, 약한 사람이 있고, 아주 심한 사람은 암 통증보다도 심한 사람도 있다. 문제는 통증이 나타나지 않을 때와 나타날 때가 있고, 통증이 있는 사람과 없는 사람이 있다는 것이다. 통증이 없는 사람처럼만 해 주면 되는 것이다. 그게 발이 따뜻해 온몸의 열 분포가 36.5℃에 가까운 사람들이다. 따뜻해지면 완화되고 사라지는 것이다. 제일 쉽게 완화되는 통증이 생리통이다. 모든 통증은 같다. 아픈 정도가 다를 뿐이다.

· **두 가지 통증(痛症)**

하나는 - 살에서 나타나는 통증이 있고
하나는 - 뼈(관절) 근처에서 나는 통증이 있다.

쉽게 또 쉽게 생각하라.
거듭 말씀드리면 어린아이처럼 아주 단순하게 생각하라.
그래야 빨리 터득돼서 도움이 된다.

하나는 - 살에서 나타나는 통증은 비교적 체온이 올라가면 바로 쉽게 사라진다. 그게 생리통이고, 어렸을 때 배가 많이 아파 고통스러울 때 엄마가 "약손이다." 하며 배를 문질러 주면 바로 아프던 것이 사라지는 것을 생각하면 아주 이해가 쉽게 될 것이다.

하나는 - 뼈(관절)에서 나타나는 통증은 관절을 지탱하고 있는 근육과 인대 등이 제자리로 올 때까지 시간이 오래 걸리거나 어느 한 계점에서 힘들면 거기까지 관절끼리 제자리에 있지 않아 아픈 것이다. 이때는 견인이나 교정을 통해 함께해 줘 빠르게 통증이 완화된다는 것을 말해 준다.

그럼 이렇게 쉬운 통증 완화가 왜 뭘 해도 힘드냐!
뼈(骨)가 차가워져 막혀 가는 걸 몰라서….
모를 수밖에 없다는 것이 통증(痛症)이란 한자 속에 암시되어 있다. 한자의 통증(痛症)에서 아플 통(痛) 자를 풀어 보면 병들어 기댈 녁(疒) 자와 길 용(甬) 자의 합성어로 되어 있고 길 용(甬) 자를 보면 쓸 용(用) 자와 사사 사 미상(⺆) 자와 합성어로 되어 있고 쓸 용(用) 자를 보면 멀 경(冂) 자와 미상(⼟) 자의 합성어로 되어 통증은 마치 멀어서(冂)잘 보이지 않는다는 것처럼 암시되듯 만들어져 있다.

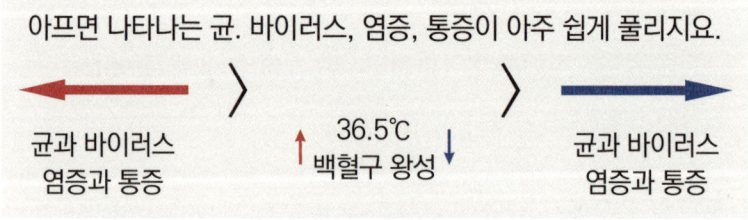

치유가 쉬운 병, 어려운 병을 구별하는 방법

체온(體溫) - 뼈(骨)를 따뜻하게(溫) 하는 게 체온

A: 수많은 병들을 분류하면

    하나는: 하루 종일, 일주일 내내, 지속적으로 늘 아픈 병

    하나는: 지속적으로 아프지만 덜 아프고 더 아플 때가 구별되는 병

    하나는: 안 아플 때와 아플 때가 구별되는 병

B: 위 병들 중에서 악화되어 현재 몸의 아픈 상태를 볼 때

    하나는: 지속적으로 아프다.

    하나는: 많이 아프고, 덜 아플 때가 있다.

    하나는: 아직도 안 아플 때와 아플 때가 있다.

A, B의 글을 보는 사람들은 행운이 있는 사람들이다.

온골(溫骨)요법에서 볼 때 세상에서 가장 어려운 게 죽은 사람을 살리는 것이다.-죽어서가 아니라 **"항상 차서!"**

이는 차가울수록 치유가 힘들다는 것이고, 지속적으로 아픈 상태는 온몸이 찬 데가 많다는 것이다. 수많은 병 중에서 가장 힘든 것은

난치, 불치, 희귀병이 아니라 수족냉증이다.

그래서 "골골 80"이라는 말이 있는 것이다.

80살이 될 때까지 힘들고, 일단 한번 발이 차가워지면 온몸의 건강의 약점을 다 잡혀 따뜻하게 하는 게 힘들다는 뜻인데 죽고 사는 문제가 아니라 본인만 괴로운 것이라 심각성을 모를 뿐이다.

"발목 잡혔다." 라는 말은 발이 찬 것을 말하는 것이다.

그래서 선천적으로 발이 찬 사람들이 갖고 있는 병을 고치기가 힘든 것이고 발이 따뜻한 사람들이 걸리는 병들이 비교적 치유가 쉬운 것이다. 단, 뼈가 차가워지는 걸 몰라서 어려운 것이다!

이걸 알면 병을 치유하는 게 아주 쉬워진다.

지금 이 글을 쓰는 것은 온골(溫骨)이 아닌 밖에서 지금까지 보아 온 것을 표현하고 있다는 것을 말하는 것이다.

- **치유가 힘든 병** – 선천적으로 발이 찬 사람들 중에서 걸리는 병

    A: 나쁜 상태가 지속적인 병 – 수족냉증
    B: 악화되어 지속적으로 회복이 힘든 상태 – 뇌경색(오래 누워 있는 상태)

수족냉증은 발이 더 차고, 덜 차고의 차이지 항상 발이 차기 때문에 힘든 것이고, **뇌경색**은 쓰러져 침대에 오래 똑같은 상태로 누워 있는 사람은 병이 악화되어 회복이 어려운 것이다.

그러나 쓰러지자마자 골든 타임을 놓치지 않은 사람은 뇌경색이 온 환자라는 것을 전혀 알 수 없을 정도로 회복된 사람들이 있다.

이게 쉬운 병이다. **힘든 것은 뼈(骨)가 차가워져 가는 걸 몰라서!!**

· **치유가 쉬운 병** – 누구나 걸리는 병(발의 온도와 관계없이!)

A: 아플 때와 많이 아플 때가 차이 나는 병 – 족저근막염
B: 덜 악화되어 아플 때와 덜 아플 때가 있다 – 관절염

족저근막염은 불편하지만 그날의 몸의 컨디션이나 날씨 등과 관계되어 조금만 체온을 올려 주면 좋아질 수 있는 비교적 쉬운 병이다. **관절염**은 중간 정도 악화되었을 때도 마찬가지이다. 날씨와 관계되어 습도가 많으면, 날씨가 궂으면 더 아프고 덜 아프다.

뼈만 따뜻하게 하면 그만큼 쉽게 치유가 되는 것이다. 덜 아플 때처럼 차가워진 것만큼 뼈를 따뜻하게 해 주면 되는 것이다.

· **치유가 아주 쉬운 병** – 선천적으로 발이 따뜻한 사람들 중에서 걸리는 병

A: 아플 때와 안 아플 때가 구별되는 병 – 통풍
B: 골든 타임을 놓치지 않았을 때(초기) **– 중풍**

한마디로 말하면, **통풍**은 멀쩡할 때는 아무 이상이 없다. 아플 때는 그 어떤 병보다도 아프다고 난리 친다. 안 아플 때처럼만 해 주면 되는 것이다. 안 아플 때가 따뜻한 것이다.

중풍으로 쓰러졌을 때 골든 타임을 말한다. 그 시간이 중요하다는 것이다. 그래서 뇌경색으로 쓰러져도 운 좋게 멀쩡한 사람들이 있다. 세상적으로는 통풍과 중풍이 어려운 병이지만 아주 쉬운 병이다. 아니 제일 쉬운 병이다. 그런데 왜 어렵다고 말하고 힘든 것이냐고 물을 것이다. **뼈(骨)가 차가워져 가는 것을 몰라서!**

세상에서 가장 쉬운 병이 아플 때와 안 아플 때가 구별되는 병이고, 어떤 병이든 구별되거나 투병 중 덜 아플 때와 많이 아플 때와 같이 차이가 뭔지만 알아도 치유가 좋아지는 게 쉬워지는 것이다.

시간을 놓치지 말라는 것이다. 골든 타임!!

이렇게 지금까지 어려웠던 것이 설명을 들으니 아주 쉽게 이해가 갈 것입니다. 온골!!

체질을 구별하는 병
- 고혈압과 저혈압

고혈압과 저혈압!!

뭔가 기준이 있는 듯한 인체의 가장 기본적인 병으로 보이는 병이다.

高血壓!   -   低血壓!
고혈압   저혈압

하나는 높고(高: 높을 고), 하나는 낮다(低: 낮을 저)는 뜻을 갖고 있으니 뭔가 기준이 있어야 높고 낮다는 것을 알 수 있다.

그 기준이 무엇일까?

의학적으로도 본태성(本態性) 고혈압 - 95%, 본태성(本態性) 저혈압이 - 95%라고 하니 분명 기준이 있다는 이야기인데, 본태성(本態性)이란 타고난 체질적인 영향 때문에 일어나는 성질이라고 말한다.

그럼 본래 타고난 무엇인가? 기준이 있어야 한다는 이야기인데 그것이 무엇일까? 아직 들어 보지 못했다.

필자가 20년 동안 연구하면서 죽음을 무릅쓴 생사를 건 생체 실험을 통해 알게 된 것은 선천적으로 태어날 때 타고난 발의 온도에 따라 죽을 때까지 특별한 일이 없으면 팔자처럼 체질이 정해짐에 따라 인체에서 일어나는 성격, 식욕, 성욕, 식생활 등 걸리는 병이 다 다르게 나타난다는 것이다. 그리고 잔병과 큰 병으로 구별되고 그 대표적인 병들로 구분된다. 60세가 넘어가면 인체가 약해져 누구나 걸릴 수 있게 된다는 것이다.

온골요법에서의 족·주(足·酒) 체질 구별법은 필자가 무조건 만든 것이 아니라 과학적으로, 의학적으로(95%) 뒷받침되는 자료가 있다는 것은 쉽게 알 수 있을 것이다.

95%라는 것은 적은 차이가 아니다.
거의 100%에 가깝다는 것을 의학적으로 설명하고 있는 것인데 그것을 온골요법에서는 타고난 발의 온도를 기준으로 삼아 설명하여 모든 것이 누구나 알기 쉽게 설명되고 풀리는 것이다.
어린아이들도 알아듣게!!

그럼 여기서 한자는 어떻게 만들어졌는가 보면?
고혈압(高血壓)의 고(高) 자를 보면 돼지해머리 두(亠), 입 구(口:입이 두 개), 들 경(冏·멀 경: 冂+입 구(口) 자로 구성되어 만들어졌다.

한눈으로 봐도 알아볼 수 있는 글자가 보인다.
입 구(口) 자와 멀 경(冂) 자이다. 식욕에 의해 구별되는 병이라는 것이 보이지 않는다는 뜻으로 **입이 보이지 않는다는 것이다.**

저혈압(低血壓)의 저(低) 자를 보면 사람 인(亻) 변에 근본 저(氐) 자로 각시 씨(氏) 자와 점 주(丶) 자로 만들어져 있다. 저혈압의 글자에서도 인체와 관계됐다는 사람 인(亻, 口, 입이 아예 없음) 자와 합성되어 만들어졌다는 것을 보면 한자를 누가 만들었는지 쉽게 알 수 있는 것이다. - **어린아이처럼 생각하면!**

두 가지 다 해당되는 혈압(血壓)의 누를 압(壓) 자를 보면, 흙 토(土: 十, 一) 자에 싫어할 염(厭) 자로 기슭 엄(厂) 자와 물릴 염(猒) 자로 세분화되고 다시 개 견(犬) 자와 날 일(日), 달 월(月, 冂, 亽) 자로 풀어진다. - **먹는 것으로 구별되어 걸리는 병 - 95%**

글자 그대로 풀어 보면 고혈압(高血壓)은 사람의 입(口)은 하나인데 두 개의 입(高)을 갖고 낮(日)이고, 밤(月)이고, 하늘(+)과 땅(ㅡ) 위에 있는 것을 개처럼(犬) 먹는다는 뜻으로 식욕이 왕성한 사람들인 것을 엿볼 수 있게 만들어져 있고(FA1←FA3강)

반면 저혈압(低)은 아예 하나의 입(口)만큼도 먹지 않는다는 뜻으로 입 구 자가 없어(低) 식욕이 약한 사람들이라는 것을 암시하듯 만들어져 있다(FA3약→FA5). 현대 문명이 발달한 선진국으로 갈수록 입으로 들어가는 음식의 공통점이 냉장고, 정수기가 없는 **마사이족과는 반대로** 혈관이 수축되고 기름이 굳을 수밖에 없는, 몸이 차가워질 수 있는 환경으로 현실을 암시하듯 글자가 만들어졌다는 것이다.

족·주(足·酒) 체질 구별법에서의 식욕의 기준은 젊고 건강했을 때 한국 사람을 기준으로 중간 체질 FA3(FA1←강FA3약→FA5) 체질로 소

주 2홉짜리 2병을 먹고 토하지 않고, 찬물을 마시는 데 불편함을 느끼지 않는 사람을 기준으로 한다.

먹는(口) 것에 의해 낮(日)이고 밤(月)이고 몸이 차가워진다는 듯한 글자로 만들어져 있다. 둘 다 식욕과 관계가 있다는 것이다.

이것을 족·주(足·酒) 체질 구별법으로 보면

• **고혈압**(高血壓)!! – 선천적으로 발이 따뜻한 사람들 중에서 – 95%

1. 누가 걸리나? – 선천적으로 발이 따뜻하게 태어난 사람들 중에서 95%가 나타나고
2. 왜 걸리나, 특징이 있다면? – 몸이 따뜻해 태어나면서부터 찬물과 차가운 생활을 많이 해 혈관이 수축되는 환경이고
3. 왜 못 고치는가? – 식욕이 왕성해 절제하는 게 죽을 때까지 힘들어 못 고치는 게 한자의 풀이에서 보듯 알 수 있다(모른다)는 것으로 풀이된다. 무엇을?
4. 고칠 수 있는 방법은 있는가? – 누가 걸리지 않는가만 알면 된다. 선천적으로 발이 차서 따뜻한 물을 마시는 사람들이다.

즉, 체온인 것이다.

고혈압은 식욕이 왕성해 기름과 찬물이 만나 피가 굳어 가는 길을 막아 압이 차는 것이다.

- **저혈압**(低血壓)**은 고혈압과 반대로 풀이하면, 원인과 이유 해결책이 보일 것이다.** 모두 다 '열'이고 체온(體溫)을 필요로 하는 것이다.

고혈압과 저혈압이 한번 걸리면 죽을 때까지 갖고 가는 병이어서인지 누를 압(壓) 자에 날 일(日) 자와 달 월(月) 자가 있는 것이다. 밤이고 낮이고 몸이 차가워지는 병이라고 암시하듯 글자가 만들어져 있다. 앞으로 설명되는 60세 이전까지의 모든 병을 고혈압과 저혈압처럼 족·주(足·酒) 체질 구별법으로 보면 누구나 쉽게 알 수 있게 풀릴 것이다. 이것이 가장 기본적으로 나타나는 병으로 모든 병을 푸는 기초가 되는 것이다.

치유하는 원리는 아주 쉽다

생로병사(生老病死)는 점점 몸이 차가워져 가는 것이다.

'답'은 간단하다.

모든 병을 치유할 때 **'차다'**라는 것이 전제되면 쉬워지는 것이다.

인체의 가장 기본적이고 본능적이고 생리적 병인 생리통을 예로 들어 보자. 선천적으로 발이 차가운 사람들 중에서 95% 나타나고 발이 따뜻한 사람들 중에서 5% 정도 나타나는 병이다.

생리통은 ⓐ 없는 사람 ⓑ 약한 사람 ⓒ 보통인 사람 ⓓ 아주 심한 사람 ⓔ 암 통증보다 더 심한 사람도 있다.

족·주(足·酒) 체질 구별법을 적응하면 모든 게 쉽게 풀어진다.

- **생리통(生理痛)** - 선천적으로 발이 찬 사람들 중에서 95% 걸리는 병

  1. 누가 걸리는가 보면?
     - 선천적으로 발이 찬 사람들 중에서 95%가 나타나고 찬 것을 좋아하는 발이 따뜻한 사람들 중에서 5%가 나타난다.
  2. 염증(炎症)과 통증(痛症)이 왜 생기느냐?

     36.5℃보다 찬 데서 - **자궁냉증**
     - 그래서 선천적으로 발이 찬 사람들 중에서 나타나는 것이다.

3. 그럼 어떻게 하면 고칠 수 있느냐?

- 생리통 누가 안 나타나나? 선천적으로 발이 따뜻한 사람들의 95%가 나타나지 않는다.

얼마나 쉬운가? 그럼 발을 따뜻하게 하면 되는 것이다.
발을 따뜻하게 하는 건 수없이 많은데 왜 안 되는 것인가?
뼈(骨)가 차가워져 가는 걸 몰라서!!

※ **치유하는 방법**

① 누가 걸리고
② 원인을 알고, 원인을 제거해 주고 누가 안 걸리는지를 보고 그 사람들처럼 해 주기만 하면 완화되거나 치유가 쉬워지는 것이다. 모든 병을 이렇게 족·주(足·酒) 체질 구별법을 놓고 풀면 쉬워지는 것이다.

이해하기 쉽게 하나 더 설명해 보겠다.

• **감기**(感氣) - 선천적으로 발이 찬 사람들 중에서 잘 걸리는 병

1. 누가 잘 걸리는가 보면?
   - 선천적으로 발이 찬 사람들이 조금만 추워도 잘 걸린다. -95%
2. 염증과 통증이 왜 생기느냐? 36.5℃보다 찬 데서….
   - 그래서 선천적으로 발이 찬 사람들 중에서 잘 걸리는 것이다.

3. 어떻게 하면 고칠 수 있느냐?

- 감기 누가 잘 걸리고 안 걸리느냐? 이 두 가지만 생각해 보면···. 발이 따뜻한 사람들이 잘 안 걸린다. 추운 데 가서 과로, 피로, 술 등을 그렇게 먹어도 1년에 1~2번밖에 안 걸린다. 그럼 발만 따뜻하게 할 수 있으면 되는 것이다.

세상에 발을 따뜻하게 하고 몸을 따뜻하게 하는 게 많은데 왜 안 되느냐? **뼈(骨)가 차가워져 가는 걸 몰라서···. 온골(溫骨)**

한자에서 감기(感氣) 자를 보면 한자 글자에서 보더라도 기(氣)와 관계가 있다는 것이 글자 속에 암시되어 있다.

발이 찬 사람들이 걸리는 대표적인 질병을 보면(60세 이전에)

수족냉증, 우울증, 자살, 두통, 설사, 변비, 감기, 생리통, 아토피, 골다공증(60세 이전), 식욕 부진, 성욕 부진, 조기 성생활 기피증, 불면증 등 잘 지치고 피곤하다.

걸리는 병들이 모두 한결같이 **본인만 고통스럽고 불편한 잔병들이다.** 모두 위와 같이 풀면 다 풀리는 것이다.

1. 누가 걸리는지 보고
2. 원인과 이유가 차서인지(염증, 통증)
3. 누가 안 걸리는지(공통점)를 보고 발을 따뜻하게 할 수 있으면

되는 것이다.

이번에는 반대로 선천적으로 발이 따뜻한 사람들이 잘 걸리는 병을 갖고 설명해 보면!!

• **통풍(痛風) – 선천적으로 발이 따뜻한 사람들 중에서 95% 걸리는 병**

1. 누가 걸리냐를 보면!
   - 선천적으로 발이 따뜻하게 태어난 사람들 중에서 95% 나타나고, 아니, 거의 다.
2. 왜 걸리는지를 보면?
   - 염증과 통증이 나타나니 원인과 이유를 찾으면 된다.
   - 선천적으로 발이 따뜻해 건강하고 활력이 왕성해서 찬물 등 심하게 차가운 생활을 해서 염증, 통증이 생기는 것이다.
3. 그럼 고칠 수 있는 방법이 무엇인가?
   - 누가 걸리느냐, 안 걸리느냐만 보면 된다.
     이 두 가지를 생각해 보면?
   - 선천적으로 발이 찬 사람들이 걸리는 경우는 거의 없다.

왜? 몸이 차니 염증, 통증이 생길 정도로 찬물 등 차가운 생활을 하지 않아서…. 그럼 어떻게 하면 치유할 수 있는가?

나이만큼 차가워진 몸을 따뜻하게 할 수만 있으면 되는 것이다.

그런데 왜 힘든 건가? 뼈(骨)가 차가워져 가는 걸 몰라서!

이해를 돕기 위해서 하나 더 설명하겠다.

- **뇌전증(간질) – 선천적으로 발이 따뜻하게 태어난 사람들 중에서 95% 나타나는 병**

    1. 누가 걸리는가를 보면?

        – 선천적으로 발이 따뜻하게 태어난 사람들 중에서 95% 나타난다.

    2. 왜 발작하는가?(신경)

        – 신경은 차가우면 발작한다.

        – 찬물 등, 차가운 생활을 95% 하는 사람들 중에서 나타난다.

    3. 누가 뇌전증에 안 걸리는가?

        – 선천적으로 발이 차게 태어나는 사람들이 거의 안 걸린다.

        왜? 몸은 차지만 신경이 발작할 정도로 차가운 생활을 안 한다.

그럼 어떻게 해야 고칠 수 있는가? 간단하지 않은가?

나이만큼 차가운 생활로 차가워진 몸을 따뜻하게 하면 되는 것이다.

치유가 가능한 이유가 있나? 발작을 안 할 때는 멀쩡하니까!

안 할 때처럼만 따뜻하게 해 주면 되는 것이다.

어떻게 더 쉽게 설명할 수 있는가?

뼈가 차가워져 막혀 가는 걸 몰라서!!

이 글을 보시는 분들에게 쉽게 알아듣게 부정도 안 되게 설명하는데 너무 쉽게 설명해 장난치는 듯한 느낌이 들 뿐이다.

당뇨병(糖尿病)

발이 따뜻한 사람들이 걸리는 병 - 95%

500만 명에 육박할 정도로 대한민국 국민의 $\frac{1}{10}$ 정도가 걸린다는 당뇨병(糖尿病)을 한자로 풀어 보면 엿 당(糖) 자에서는 쌀 미(米) 자와 입 구(口) 자가 있고, 오줌 뇨(尿) 자에서는 주검 시(尸) 자와 물 수(水) 자가 있다. 무슨 의미를 갖든 글자에서 식욕을 의미하는 입 구(口) 자와 물 수(水) 자가 있다. 얼마나 먹고 무슨 물과 연관성이 있느냐를 보면 쉽게 풀릴 것이다.

이것을 온골(溫骨)요법의 족·주(足·酒) 체질 구별법으로 지금까지 풀던 방식대로 풀어지는지 보면 쉽게 이해되고, 족·주(足·酒) 체질 구별법이 인체와 건강을 되찾고 이해하는 데 얼마나 도움이 되는지 알게 된다.

1. 누가 걸리는가를 보면?
   - 선천적으로 발이 따뜻하게 태어난 사람들 중에서 95% 나타나고
2. 원인과 이유가 뭔가?
   - 선천적으로 발과 몸이 따뜻해 어렸을 때부터 시원한 물과 몸을 차게 하는 생활을 하는 사람들 중에서 95%가 걸리고

3. 못 고치는 이유를 보면?

 - 식욕이 왕성해 절제가 힘들고 몸을 차게 하는 생활을 끊지 못하여 힘들어서 평생 갖고 사는 병으로 인식된다.

4. 고칠 수 있거나 지금보다 쉽게 치유시킬 수 있는 방법이 있는가?

 - 누가 걸리지 않는지를 보면 쉬워진다. 어렸을 때부터 발이 차 따뜻한 물을 마시는 사람들이 잘 걸리지(95%) 않는다. 그리고 당뇨를 치유하기 위해 하는 것이 운동, '열'이 제일 좋다고 한다. '답'은 쉽지 않은가? 찬물과 차가운 생활을 피하고 체온을 올리는 것이 곧 답인 것이다.

5. 세상에 체온을 올리는 것이 많은데 뭘 해도 힘든 이유는 무엇인가?

 - 뼈가 차가워져 막혀 가는 것을 모르는 것만큼 힘들어서…. 구체적으로 췌장을 따뜻하게!!

당뇨병을 온골요법으로 좀 더 쉽게 설명하면 선천적으로 발과 몸이 따뜻해 어렸을 때부터 시원한 물을 마셔 췌장이 차가워져(36.5℃보다↓) 작동이 덜 되고 기능이 덜 되어 인슐린 분비를 정상적으로 하지 못하여 생기는 병으로 식욕 절제가 힘들어 생을 마감할 때까지 갖고 가는 병인데 나이만큼 차가워진 췌장을 따뜻하게 하면 되는 것이다.

이 글을 보는 당뇨병을 앓고 계신 분 중 지금까지 "췌장이 차다."라는 소리를 들어 본 적이 있느냐는 것이다.

그런데 위에 설명한 글은 어린아이도 알 수 있고 부정할 수 없는 상식처럼 말하는데 처음 들어 그저 황당할 뿐일 것이다.

쉽게 또 쉽게 그냥 받아들이십시오.
억지로 부정하려고 하지 말고 어린아이처럼!
받아들이는 순간 치유가 시작됩니다.
그것도 생활 속에서 먹고 마시며 잠자면서!!
그렇습니다.
사람을 누가 무엇으로 만들었는지만 알면 쉬워지는 것입니다. 血氣!!

선천적으로 발이 따뜻한 사람들이 걸리는 대표적인 질병을 보면

고혈압, 고지혈, 당뇨, 중풍, 통풍, CRPS(복합통증증후군)**, 공황 장애, 뇌전증**(간질)**, 천식, 조현병**(정신 분열)**, 틱 장애, 신장 투석, 파킨슨병**

걸리는 병이 세상에서 가장 고통스럽고 잔인하고, 비참하고 공동체 생활이 힘든(틱 장애) **큰 병들이다.**
위 모든 병들도 **족·주**(足·酒) **체질 구별법**으로 위와 같이 모두 쉽게 풀리는 것이다.

이번에는 누구나 걸리는 병으로 치유하는 방법을 풀어 보겠다.

· **부종(浮腫) – 누구나 걸리는 병**

부종은 다리가 붓는 것을 통상적으로 말하고 몸의 어디든 붓는 것을 말한다. 거의 대부분 초기와 중기일 때는 저녁때가 되면 붓고, 아침에 일어나면 정상으로 되는데 만성이 되어 심해지면 항상 똑같이 부어 있다.

1. 누가 걸리는가 보면?
   - 특별히 선천적인 것이 없이 누구나 걸리는 병이다.
2. 원인과 이유가 뭔가?
   - 부은 다리를 체열 진단기로 찍어 보면 다리의 체온이 떨어져 있다. 순환이 안 되어 붓는 것이다. 차서! 작동이 덜 되어!
3. 그럼 고칠 수 있는가?
   - 누가 걸리지 않는가를 생각해 보면 답이 쉽게 나온다. 어린 아기들이 없다. 발이 따뜻한 사람들이 없고 다리 사진을 찍어 보면 따뜻한 사람들이 없다. 부은 다리 온도가 차다.

쉽지 않은가? 얼마나 더 쉽게 설명해야 하나?
발만 따뜻하게 하면 되는 것이다.
근데 좋다는 게 많은데…. 왜 안 되냐?
뼈(骨)가 차가워져 가는 걸 몰라서!! 온골(溫骨)

이해를 돕기 위해서 하나 더 설명하겠다.

· **관절염(關節炎) – 누구나 걸리는 병**

뼈에서 생기는 병으로 그 병의 종류도 다양하다.

관절에서 나타나는 것은 제일 먼저 현대 의학 장비로 뼈가 부러졌는지, 쪼개졌는지, 휘어진 건지를 확인하는 것이 좋고, 이것은 근본적으로 현대 의학이 할 일이다.

위 내용이 이상 없을 때 '체온'으로 치유하기를 권한다.

1. 누가 걸리는가를 보면?
    - 누구나 걸릴 수 있는 병이다.
2. 원인과 이유가 뭔가?
    - 관절염이라고 하는 것은 글자 그대로 염증과 통증이 있는 것으로 굳이 이제 설명을 안 해도 '차서' 생기는 것이라는 것을 쉽게 이해할 것이다.
3. 그럼 고칠 수 있는가?
    - 누가 걸리지 않은가를 생각하면 그 원인과 이유, 해결 방법이 보인다. 어린 아기나 아이들이 없다. 체열 진단기로 사진을 찍으면 36.5℃보다 차거나↓, 뜨겁게↑ 나온다.

나이 들어 관절에서 걸리는 병들을 보면

통풍, 무지외반증, 족저근막염, 무릎관절염, 좌골신경통, 협착증, 측만증, 오십견, 목 디스크, 손목터널증후군, 손가락관절염, 척추 디스크, 엘보 등으로 기름이 굳어 관절이 뻑뻑하고 통증이 유발되는 것이다.

몸에서 나타나는 모든 병 또한 어렸을 때보다 피가 가는 길이 막혀 피가 덜 가 '차서' 생기는 것이다.

이것을 쉽게 이해하려면 현대 의학이든, 한의학이든 아무리 좋은 것이 있어도 깊은 병이나 만성병에는 쑥뜸이나 찜질 등 열을 가하고 그래도 힘들면 가능한 운동('열')을 하라고 권한다는 것을 생각하면 쉬워지는 것이다.

모든 병의 부위(위치)와 아픈 정도가 다를 뿐 고치고 치유하는 방법은 한 가지, 아픈 곳을 따뜻하게 하는 것이다.

이는 모두 차서 생기는 일이다.
또한 모든 답은 따뜻하게 할 수 있느냐는 것이다.
따뜻하게 해 줄 수 있으면 되는 것이다.
그런데 왜 수없이 따뜻하게 하는 게 많은데 왜 안 되느냐?
뼈(骨)가 차가워져 가는 걸 몰라서!! 온골(溫骨)

나이 드신 분들을 위해 하나 더 설명하면

• 쥐, 경련(痙攣) – 누구나 걸리는 병

보통 나이 드신 분들은 쥐가 난다고 하기도 하고, 요즘은 경련(痙攣)이란 말을 한다. 이것도 쉽게 생각하면 아주 쉬운 병이다.

언제 나타나느냐는 것이다. 예전에는 나이 드신 분들에게서 나타났는데 요즘에는 어린 학생들 중에서도 많이 나타난다고 한다. 경련이 나타나면 나타나는 부분이 뻣뻣해지면서 뒤틀리고 통증을 유발하는데 혼자 있을 때 나타나 풀리지 않을 때는 나이 드신 분들은 매우 힘들어하는 병 중 하나이다. 쥐, 경련이 일어나는 경우를 보면 한 가지, 운동이나 자신의 체력보다 무리한 운동이나 일을 할 때 힘을 주면 나타나고 나이 들면 나타나고, 밤에 잠을 자다가 나타나는 경우가 많다. 중요한 건 하루 종일 나타나지 않을 때도 있다는 것이다. 이래서 쉬운 병이라고 하는 것이다.

1. 누가 걸리는가 보면?
   – 나이가 많으신 분, 무리한 운동이나 힘을 줄 때, 밤에 나타나고(음기: 차가운 기운)
2. 원인과 이유가 뭔가?
   – 젊은이들은 심하게 차가운 생활을 하는 경우, 피가 돌지 않아서! 차서!! 신경과 근육이 경직되는 것이고
3. 그럼 고칠 수 있는가?

- 누가 걸리지 않는가를 생각하면 쉽게 답이 나온다.

무리한 운동이나 일을 할 때 나타나는 것은 인위적인 행동이다.

평상시 나타나는 것만 보면 쉽다.

나이 드신 분들이 가만히 있을 때, 잠잘 때 나타난다는 것이다.

그리고 젊은 아이들이 찬 음료수 등을 마시거나 심하게 차가운 생활을 하는 아이들 중에서 평상시 나타나고 있다.

그런데 나타나지 않는 사람들도 있다. 아기들이다.

막힌 데가 없어 온몸이 따뜻하기 때문이다. 쥐, 경련은 혈관이 막히고 막힌 것이 누적되어 피가 덜 순환될 때 신경과 근육에 경련이 일어나는 것이다. 항상 일어나는 것이 아니기 때문에 안 일어날 때의 차이점만 알면 되는 것이다. 안 일어날 때가 일어날 때보다 혈액 순환이 잘 되어 따뜻한 것이다.

그런데 좋다는 게 많은데…. 왜? 안 되느냐?

뼈(骨)가 차가워져 가는 걸 몰라서!!

24시간 체온을 유지시킬 수 없어서!! 온골(溫骨)

이제 모든 병을 누가 걸리고, 원인과 이유, 치유 방법이 쉽게 설명이 되지요. 쉽게 또 쉽게 생각하십시오. 거듭 말하지만 어린아이처럼 단순하게 생각하십시오.

암(癌)
- 누구나 걸릴 수 있는 병

　필자가 살아오면서 인류가 가장 걱정하고 고민하고 해결하려는 가장 힘든 병 중 하나가 암(癌)인 것 같다. 그래서 그런지 지금은 의학인들보다 일반인이나 환자들이 더 많은 지식을 알고 있지 않나 싶다. 하여, 여기서는 다른 이야기를 하고 싶다.

　암(癌)은 다른 병과는 달리 아프고 힘든 것을 떠나 죽음을 예측할 수 있는 병이기에 사람들은 심리적으로 마음부터 쫓기기 시작한다.

　20년 동안 수십 차례 죽음의 문턱을 넘나드는 생사를 건 생체 실험을 하면서 건강에 대해, 아니 몸을 망가트릴 수 있는 가장 큰 요인은 긴장이었다. 죽을 수밖에 없다는 24시간 쫓기는 압박감이었다.

　그 예를 들면 큰 사업을 하다 망한 사람들이 폐인이나, 자살이나, 큰 병에 걸려 사망하는 것을 보면 쉽게 알 수 있다.

　올라간 것만큼 떨어지듯, 실망과 좌절 속에서 마음의 안정이 안 되고 쫓기는 것이다. 피치 못 할 돈을 쓰고 갚지 못해 쫓기는 사람들의 건강 또한 마찬가지로 망가지는 것을 본다. 더 쉽게 예를 들면 그 옛날 아프리카의 못사는 나라 사람들이 걸려 죽는 에이즈의 치사율을 보면 쉽게 이해가 될 것이다.

걸리면 죽는다는 압박감이었다. 그것보다 더 무서워한 것은 성(性)에 관련된 병으로 윤리, 도덕적인 압박감과 일반인들과 격리되고 병원으로부터 관리 대상이 되는, 사회로부터 가족으로부터 지탄을 받는다는 심리적인 압박감이 병을 더 악화시켰다고 해도 과언이 아니었을 것이다. 아프리카 사람들의 치사율이 높은 것은 간단하다.

에이즈는 그냥 배가 고파서 죽는 사람들에게서 나타나는 병이다.

이것을 그 나라의 치사율을 갖고 세계적으로 잘 먹고 잘사는 나라에 적용했던 것이다. 지금은 당뇨병과 같이 취급되는 병으로 바뀐 것을 보면 쉽게 알 수 있는 것이다.

필자가 지금까지 20년 동안 인체 실험을 직접 하면서 느낀 점은 아프리카 대부분의 병은 굶어서-배고파서-피가 돌지 않아서-차서-백혈구가 맥을 추지 못해 균이 쉽게 발병해 죽는 것이다.

먹을 것만 충분히 주고 식생활의 환경만 개선되면 거의 대부분의 병이 사라지는 것이다. 마사이족을 보면 그 답이 보이지 않는가?

인체에서 가장 중요한 장기 중 하나인 심장(心臟)을 보면 건강에 대한 가장 기본적인 것이 마음(心: 마음 심)을 다스려야 한다는 것을 알 수 있다. TV 드라마를 통해 누구나 한 번쯤 보았을 것이다.

나쁜 대화를 하든가, 화를 내든가, 심하게 고민하다가 쇼크사로 쓰러지거나 죽는 것을…. 스트레스, 즉 마음을 다스리지 못하면 꼭 오래된 병만으로 죽는 것이 아니라 즉사도 가능할 정도로 생명이 위험한 것이다. 암(癌)은 인류 역사상 가장 고민하고 해결해야 할 힘든 병이라고 아직도 말하고 있다.

부분을 보면 전체를 볼 수 없으니 우리 몸의 근본적인 것을 진지한 마음을 갖고 어린아이처럼 쉽게, 단순하게 보면 무엇을 생각하지 못했고 부족했는지가 보일 것이다.

하나씩 인체에 대해 생각해 보면!!

1. 사람을 누가 무엇으로 만들었는지? **- 혈기(血氣)**

2. 생명을 유지하는 데 가장 중요하고 피할 수 없는 것이 무엇이고 그 기준이 무엇이고 구체적인지? **- 양수(羊水), 심장의 혈액(血液)**

3. 생명이 탄생하는 양수와 생명을 좌우하는 심장의 혈액과 평상시 먹고 마시고 숨 쉬는 ① 공기, ② 물, ③ 소금의 성질이 같거나 비슷해야 하는데 반대쪽으로 성질이 다르다는 것을 알고 있었는지? **- 온도, 염도, 항산화, 에너지(血氣)**

4. 피를 만드는 뼈가 차가워지면서 정상적인 피를 못 만들고, 피를 만드는 곳이 점점 사라져 간다는 것을 생각해 보았는지? 뼈를 따뜻하게 한다는 생각을 해 보았는지?

5. 지구를 떠날 수 없으니 수맥(水脈)의 영향을 막아 주었는지?
   - 사무실 의자, 소파, 잠자리 침대

6. 평생 나이만큼 먹고 마신 음식 중 기름인 요산, 칼슘, 지방, 단백질 등이 굳어 피가 나오는 구멍을 막고 있다는 것을 생각하고 뚫어 보려는 생각은 해 보았는지? **- 엉덩이 밑 검은 점**

7. 뼛속이 막혀 피가 덜 나오는 것만큼 125,000km의 온몸의 혈관이 수축되어 물↓, 염분↓, 산소↓가 부족해져 혈관을 이완시켜야 한다고 생각해 보았는지? **- 숨 쉬고, 마시고, 먹어도 흡수가**

덜 된다는 것을!!

8. 피가 뼈→심장→오장육부(五臟六腑)→피부(皮膚)에서 유턴(U)을 하여 혈액 순환을 반복하는데 찬물로 샤워를 못 하는 것만큼 혈관이 수축되어 피가 돌지 못하는 막힌 피부를 뚫어 줘야 한다는 걸 얼마나 생각했는지?

9. 마사이족처럼 콧구멍으로 들어가는 공기의 온도, 입으로 들어가는 물, 소금, 음식 등을 절제하고, 피부를 따뜻하게 했는지? 그리고 하루 생활 중 '열'을 올리는 생활을 얼마나 했는지?

10. 끝으로 마음을 편하게 다스렸는지…. 지금 암(癌)으로 고통받고 계시면! 아니, 어디든 아프면! 건강하게 살고 싶으면!!

위의 사항을 몇 개를 실천하고 있는지만 확인하면 된다.

안 하는 것만큼 건강을 되찾는 것이 힘들었던 것이다.

간과해서는 안 되는 것이 현대 의학이든, 한의학이든, 대체 의학이든, 무엇을 선택했든 숨 쉬고(공기), 먹고 마시고(물, 소금), 지구에 살고(수맥) 움직여야(열) 한다는 것이다.

더 중요한 것은!! 인체는 발효 공장이다.
그래서 체온이 36.5°C이고
발효의 최적 온도가 36.5°C로 체온과 같다.

그리고 그 발효의 결정체가 혈액(血液)으로 위의 1~10번까지의 모든 환경의 조화가 이루어질 때 최상의 발효가 되어 머리에서 발끝까지의 온몸에 굳어 있는 기름이 녹고 수축된 혈관이 이완이 되는 것이다. 암(癌) 등 건강이 심하게 약해진 사람들은 이 모든 환경을 다 맞춰 줘도 힘든 것인데 얼마나 생각해 보았느냐는 것이다.

쉽게 생각하십시오. 난치, 불치, 희귀병으로 고통받을수록 쉽게 생각하십시오. 어린아이처럼!!

생로병사는 그저 몸이 점점 차가워지는 것이고 아픈 곳의 공통점이 차가워지는 것이고 차면 혈관이 수축되고, 기름이 굳어 수분이↓, 염분이↓, 산소가↓ 부족해지면서 염증, 통증이 나타나는 단순한 것이라는 것을!!

그리고 그 '답'은 머리에서 발끝까지 125,000km의 마지막 차가운 곳(뼈, 모세 혈관, 아픈 곳)을 지금보다 따뜻하게 체온을 올릴 수 있어야 하고, 필요한 만큼 누구나 쉽게 실천할 수 있는 방법을 찾아야 한다는 것을!!

아직도 인류가 걱정하는 병 중 하나인 암(癌) 한자가 어떻게 만들었는지를 보면 병들어 기댈 녁(疒) 자와 바위 암(嵒) 자의 조화로 만들어졌고 물건 품(品) 자와 뫼 산(山) 자로 그리고 입 구(口) 자와 부르짖을 훤(吅) 자로 다시 입 구(口)와 입 구(口)자로 세분화된다.

인체의 한 부분인 입 구(口) 자가 3개씩이나 있고 뫼 산(山) 자가 있다. 글자 그대로 보면 누구나 타고난 체질에서 3배 이상 산(山)처럼 먹어 생긴 병이라는 형상처럼 만들어져 마사이족을 기준으로 보면 현대인들이 건강에 나쁜 찬물과 소금, 음식을 3배 이상으로 산(山)처럼 먹는다는 것이 현실을 말하듯 만들어진 것 같다.

모든 식생활이 병을 유발하지만 유독 암(癌)은 먹는(口: 品) 것과 직접적인 관계로 나타나고 있다는 것을 암시하는 듯하다. 발의 온도에 따라 입에서부터 항문까지의 소화기 온도가 비례한다.

똑같은 양을 먹고 마셔도 어떤 사람한테는 표시도 안 나고, 어떤 사람한테는 치명타가 될 수도 있는 것이다. 술의 주량을 보면 쉽게 이해된다. 암(癌)은, 체질에 따라 먹고 마시는 정도에 따라 누구나 걸릴 수 있는 병인 것이다. 그러나 선천적으로 발이 찬 사람들은 차가운 물이나 술 등을 탈이 나 마시기 불편해 안 먹는 사람들이 있어 신체 부위에 따라 암(癌)도 선천적으로 발이 따뜻한 사람과 찬 사람들이 걸리는 비율이 다를 수 있다는 것이다. 췌장암과 폐암이 선천적으로 발이 따뜻한 사람들 중에서 많이 나타난다는 것을 보면 쉽게 알 수 있다.

족·주(足·酒) 체질 구별법으로 암(癌)을 보면

1. 누가 걸리는 병인가?
   - 누구나 다 걸릴 수 있는 병이지만 선천적으로 타고난 발의 온도에 따라 부위가 다를 수 있다(암의 종류).

2. 왜 걸리는가?
   - 타고난 발의 온도에 따라 입에서부터 항문까지의 온도가 다른데 타고난 체온보다 차가운 물, 음식, 소금, 공기를 마셨을 때 나타나고 마사이족보다 차가운 것을 먹고, 마시고, 숨 쉬는 것에 따라 다르다고 본다.

3. 왜 고치기 힘든 것인가?

- 문명의 혜택인 차가운(냉장고, 정수기, 에어컨, 음식) 생활을 피할 수 없어….

4. 그럼 방법은 있는가?

- 있다!! 모두가(모든 의학) 포기한 사람이 운동을 했든 등산을 했든 그 무엇을 했든 어느 날 건강을 되찾았을 때 암이 깨끗이 사라지고 따뜻해졌다는 것이다. '답'은 한 가지, 체온 36.5℃이다. 암이 있는 곳은 36.5℃보다 차고 수분↓, 염분↓, 산소량↓이 부족하다. 그 무엇을 하든 머리에서 발끝까지 36.5℃를 만들라는 것이다. 온골에서는 구체적으로 생명을 유지하는 데 가장 중요한 공기, 물, 소금, 수맥, 뼈를 인체가 원하는 환경으로 24시간 쉬지 않고 36.5℃를 향해 체온을 상승, 유지시켜 줘야 한다는 것이다. 사소한 건강 앞에서도 모든 의학이 속수무책인 것은 그 마지막 차가운 곳(뼈, 모세 혈관, 아픈 곳)의 체온을 지금보다 올리지 못하는 한계에 부딪혀 답답하고 궁금하고 막연했던 것이다.

뼈가 차서 막혀 가는 걸 모르는 것만큼!

이렇듯 족·주(足·酒) 체질 구별법을 알면 누구나 알기 쉽게 모든 것이 풀어지는 것이다.

코로나19
– 균과 바이러스 해결하려면?

　2019년 말부터 나라와 나라 사이의 온 세상의 하늘길이 닫히고 땅길이 막혔던 코로나19를 **족·주(足·酒) 체질 구별법**은 어떻게 풀 수 있는지 궁금하실 겁니다. 네, 쉽게 또 쉽게 생각하십시오. 어린아이처럼, 단순하게, 눈에 보이는 대로 쉽게, 받아들이시면 됩니다.

　먼저 한 가지 예를 들어 보겠다.
　전쟁이 났을 때 나라를 누가 지키느냐고 물으면 유치원 아이도 '군인'이라고 말을 쉽게 한다. 그럼 어떻게 하면 잘 지킬 수 있느냐고 하면 잘 먹고 건강하고, 첨단 무기를 갖고, 정신 교육 상태가 좋으면 된다고 '초등학교' 학생이 대답한다.

　그럼 코로나19가 왔을 때 우리 몸을 무엇이 지키는지를 말해 줘야 하는 게 상식이다. 지금까지 무엇이 지킨다고 말하는 사람도 묻는 사람도 필자는 본 적이 없다. 지극히 상식적인 질문이고, 나누어야 할 말인데도…. 이게 넌센스이다.

초등학교 학생이면 대답할 수 있는 지식이라고 하는데…. 백혈구? 그럼 백혈구가 어떻게 해야 잘 지키는지도 물어봐야 한다.

36.5℃ 체온이다. 코로나19도 바이러스의 한 종류이다. **누가 감기에 잘 걸리지 않는지만 확인하면 쉽게 알 수 있고 해결할 수 있는 것이다.** 과로, 피로, 스트레스 등 추운 데에 오래 노출돼도 감기에 잘 걸리지 않는 사람만 알면 되는 것이다.
답은 "선천적으로 발이 따뜻한 사람들이다."

감기에 걸려도 그냥 지나가는 듯싶거나 약하게 지나가는 사람들 역시 선천적으로 발이 따뜻한 사람들이다. 그저 몰랐을 뿐이다.

이게 맞을까? 그럼 의학적으로 맞는지 안 맞는지 확인해 보면 쉽게 알 수 있다. 균과 바이러스는 우리 몸의 어딘가 36.5℃보다 낮을수록 발병한다. **또 하나**, 감기나 코로나19에 걸렸을 때 나타나는 증상과 후유증을 보라.

첫째로 나타나는 게 발열이다. 발열은 우리 몸의 어딘가 심하게 차가워졌을 때 나타난다. **그래서 의학적으로 해열제와 혈전용해제를 먹는다.**

둘째는 염증이다. 균과 바이러스가 몸의 어딘가에서 발병해야만 염증이 생기는 것이니 이 또한 차서 생기는 것이다. **그래서 의학적으로 소염제를 먹는다.**

셋째는 통증이다. 병으로 인한 통증은 염증이 있어야 가능하니 이 또한 차서 나타나는 것이다. **그래서 의학적으로 진통제를 먹는다.**

여기서 한 가지 일반적으로 코로나19를 겪으면서 후유증을 아주 심하게 겪은 분들이 있다. 그분들에게 나타나는 것 중 하나가 추위를 심하게 타는 것이다. 일상생활이 힘들 정도라는 것이다.
염증, 통증이든 간에 모두 **'차서'** 생긴 일이다.
염증과 통증이 몸의 어딘가 '차서' 생기는 일이니까….
의학적으로 소염제, 혈전 용해제, 진통제, 해열제를 섭취하니 부정할 수 없는 것이다.

또 하나, 정말로 궁금한 것이 하나 있을 것이다.
코로나19 양성 반응 판정을 받았는데 전혀 증상이 없는 무증상으로 나타나는 사람들이 있다는 것이다.
이것도 우리가 생각해 봐야 할 일이다. 코로나19 검사를 피(혈액)를 갖고 한 것이 아니라는 것이다. 면봉을 가지고 콧속 안의 피부(밖)를 문질러 점액 등을 갖고 검사를 하였다는 것이다. 그러니 피부 밖에서 검출된 것이지, 혈액에서 검출된 것이 아니니 바이러스가 침투가 안 된 상태를 본 것이다. 피부 밖에서나, 공기 중의 바이러스가 붙어서 양성 반응이 나타날 수도 있다는 것을 한 번쯤 생각해 봐야 한다는 것이다.

필자가 말하는 것 중 중요한 것은 쉽게 생각하라는 것이다.
지금까지 2년 동안 백신 접종을 안 하고도 코로나19에 안 걸린 사람들과 코로나19에 걸렸어도 약하게 걸리고 지나간 사람들이 누구인가를 보라는 것이다.

성인들 중에는 여러 부류가 있겠지만, 코로나19의 지침도 잘 안 지키고, 저녁때만 되면 술을 마시는 사람들이 많았을 것이다. 그리고 젊은 사람과 어린아이들이다.

쉽게 생각하라.
온몸의 막힌 곳이 적은 따뜻한 사람들이라는 것이다.
균과 바이러스는 36.5℃에 가까울수록 발병하기 힘든 의학적 뒷받침이 이를 대변하는 것이다.
이를 더 뒷받침할 수 있는 '답'은 바로 세상에서 가장 키가 크고 오래 사는 마사이족에서 코로나19의 '답'을 찾으라는 것이다.

코로나19로 가장 심각한 곳을 보더라도 첨단 의학을 자랑하는 선진국인데 현대 문명이 발달한 차가운 생활을 하는 나라였다는 것이고, 개발 국가로 아직 잘 먹고 잘살지 못하면서 현대 문명의 차가운 생활을 접한 나라들이었다는 것이다.

거듭 말하면, 균과 바이러스는 우리 몸의 어딘가 36.5℃보다 차가울수록 발병한다는 것이다. 결국은 현대 문명의 발달 결과가 우리에게 되돌아온다고 필자는 생각한다.

어떻습니까?

조금만 정신 차리고, 눈에 보이는 대로 나타나는 대로 보면 '답'이 보이지 않습니까? 아주 쉽지요? '어디든 아프면' 건강에 대한 모든 병을 이렇게 보면 쉬워진다는 것입니다. 그렇습니다.

코로나19 후유증으로 아직도 고통받고 계신다면, 뭘 하든 차가 워진 것만큼 24시간 쉬지 않고, 125,000km의 마지막 차가운 곳까지 36.5℃가 될 때까지 36.5℃로 체온을 상승, 유지시켜 줄 수만 있으면 되는 것입니다.

그런데 왜, 무엇이 부족해서 힘든 것이냐고요?
뼈가 차가워지고 있다는 것을 모르는 것만큼 힘든 것입니다.

마약 중독
- 치유는 어떻게 해야 하나?

그동안 마약 청정 국가였다는 대한민국이 이제는 위험하다고 여기 저기서 말한다. 우선 마약의 종류가 다양하고, 그 현상도 다양하게 나타난다. 서서히 나타나는가 하면 급사할 수도 있다고 한다.
이 또한 쉽게 또 쉽게 생각하라는 것이다.
어린아이처럼, 단순하게 생각하면 '답'은 아주 쉽게 알 수 있다.

마약을 크게 2가지로 나누어 보면 쾌락을 느끼는 용도로 사용되고, 하나는 의료용으로 치료하는 데 사용된다. 여기서는 전자의 예를 들어 그 나타나는 현상을 보면

몸이 나른해짐, 자해 행위, 눈이 퀭해짐, 다크서클, 두통, 무력감, 우울감, 일상생활의 불가능, 몸이 말을 듣지 않는 좀비처럼 변함, 각성 효과, 행복감, 자살, 몸이 마름, 성취감, 환각과 환청, 자신감

마약을 복용했을 때 나타나는 증상들이다.
마약의 성분이 어떻든 나타나는 증상을 보면 일상생활 속에서 각종 병으로 심해지면 나타날 수 있는 것과 대부분 비슷하다는 것이다.

단 한 가지, 중독성이 있어 끊기 힘들다는 것이 여느 병에서 나타나는 것과 다른 과정인 것이다. 마약 중독의 부작용으로 나타나는 위 내용을 보면 모두 몸이 망가져 체온이 떨어지는 과정에서 나타난다는 것을 알 수 있다.

마약은 머리에서 발끝까지 125,000km의 온몸의 혈관을 망가뜨려 체온이 떨어져 정상적인 기능을 못 하게 한다.
세상은 온몸을 못 쓰는 좀비와 같은 세상이 올 날이 머지않았다고 말하고 있다.
마약의 중독으로 인한 부작용 또한 몸이 차가워져서 생긴 병이다.
세상에 좋다는 것은 많은데 그 치유 방법이 힘든 이유는 무엇인가?
똑같은 대답이다. 125,000km의 마지막 차가운 곳까지 36.5℃에 가까운 정상적인 체온을 올리지 못해 한계를 느끼는 게 현실인 것이다.

왜? 뼈가 차가워져 막혀 가는 걸 모르는 것만큼!
뭘 하든!! 이것만 해결할 수 있으면 되는 것이다.

CRPS(복합통증증후군)

세상에서 가장 고통스럽다는 병!!

세상에서 가장 고통스럽고 또 고통스러운 병인데 그 원인과 이유를 뚜렷이 알 수 없고 해결 방법은 더더욱 뚜렷하지 않다는 병인데 그 고통이 장작불에 손을 넣으면 타는 듯한 고통이라고 말한다. 그 고통이 하루에도 서너 번 오는데 언제 올지 모르고, 더 고통스러운 건 언제 나을지 모른다는 것이다.

그래서 이 병에 걸리면 자살하고 싶다고 하고 안락사까지도 생각한다고 하며 '모든 병의 끝판왕'이라고 말하기도 한다.

그렇다면 온골(溫骨)요법에서는 어떻게 풀 수 있을까?

이것만 알면 모든 게 쉬워진다.

그것은 이걸 몰라 그동안 사소한 병 앞에서도 답답하고 궁금하고, 막연했던 것들이 쉽게 풀어진다는 **족·주(足·酒) 체질 구별법**이다.

원인과 이유, 해결 방법이 막연하다는 CRPS!!

쉽게 또 쉽게 생각하라. 어린아이처럼!!!

눈에 보이는 대로 나타나는 대로, 그냥 받아들여라.

그러면 모든 게 쉽게 풀어지기 시작한다.

먼저 CRPS에 걸리면 나타나는 증상을 차분히 보고 원인과 이유, 해결 방법을 찾아보자.

> 부종, 창백, 질감, 마비, 식은땀, 손톱, 발톱 빠짐 현상, 온도 변화, 과민, 근육 위축증과 위약, 피부가 거칠어짐, 어린아이, 손톱 부서짐, 피부색 변화, 사지가 건조, 쇠약, 경련 및 떨림, 염증, 반점, 근육 경직, 일반적으로 팔, 다리, 손, 발과 같은 사지에 나타나지만 신체의 모든 부분에 영향, 남성보다 여성, 자율 신경 증상, 발한, 시린 통증, 작열감, 감각 이상과 저하, 관절이나 뼈의 이상, 40대 전후에 많음

다시 한번 더 말씀드리면 세상에서 가장 고통스럽고 잔인하다는 병 앞에서 쉽게 또 쉽게 생각하라는 것이다. 그것도 어린아이처럼!!

단순하게 생각하라는 것이다. 그러면 지금보다 쉽게 치유할 수 있는 원인과 이유, 해결 방법이 보인다는 것이다.

눈에 보이는 대로!! 나타나는 대로 보라는 것이다.

필자의 어머니가 암 투병을 하시다가 마지막 돌아가시기 3년 전에 상상하기 힘든 극심한 통증을 15일 정도 겪으셨다.

이 세상에서 가장 지독하실 정도로 말없이 참아 내는 성격이심에도 목을 매달아 죽고 싶다고 말씀하실 정도의 통증이었다.

아무런 진통제도 약도 먹지 않으셨다. 딱 15일 정도만 울면서 참아 내시다가 약 3년 정도 고통을 모르고 사시다가 돌아가셨다.

오로지 따뜻하게 하는 생활만 하셨다.

단, 불타는 듯한 통증이란 표현은 쓰지 않으셨다.

그것만 다를 뿐이다.

다시 한번 말씀드리면, 쉽게 또 쉽게 생각하라.

어린아이처럼!! 눈에 보이는 대로, 나타나는 대로 단순하게!!

위의 나타나는 증상은 단 하나, 통증은 통증인데 불타는 듯한 통증만 다르고, 우리가 겪는 모든 병에서 나타나는 것을 한 군데 한 사람한테서 다 나타난다고 생각하라.

딱 하나만 생각하라.

모든 병은 혈액 순환이 잘돼야 한다고 말한다.

거꾸로 생각하면, 정상적인 혈액 순환이 안 돼서 나타난다는 말이 된다. **"차서!"**

통증이 나타나려면 몸의 어딘가 염증이 있어야 하고 균과 바이러스가 발병해야 하는데 겉으로 보기에는 36.5℃보다 높거나↑, 낮은 데서↓ 발병하는 게 결국 차가워지는 것으로 통증은 차가워야 나타나는 기초적인 지식이다.

"차서 생기는 것입니다." 이 말을 10번만 큰 소리로 읽은 다음, 다음 장을 보십시오. 그럼 왜 뭘 해도 안 되느냐고요?

뼈가 차서 막혀 가는 걸 모르는 것만큼 혈액 순환이 안 돼서….
공기, 물, 소금, 수액을 몰라서….
모르는 것만큼 체온을 못 올려서….

이해를 돕기 위해 다시 한번 설명해 드리면, 우리가 겪는 병은 잔병과 큰 병으로 구분합니다.

보통 큰 병을 보면

고혈압, 고지혈, 당뇨, 통풍, 중풍, 공황장애, 신장 투석, 천식, 뇌전증, 조현병, 틱 장애, 파킨슨병, CRPS!!

등을 말하는데 이 병들이 거의 대부분 현대 문명의 혜택을 받은 차가운 생활을 하는 선진국으로 갈수록 많다는 것을 생각하시면 쉽게 이해가 될 것입니다. 위 병들을 모두 한데 모아 놓은 병이 CRPS!!라고 필자는 생각합니다.

따뜻한 생활을 하는 마시이족에게는 거의 없는 병들입니다.

이제 좀 이해가 되는지요.
그렇다면 **족·주(足·酒) 체질 구별법**으로 설명이 되냐구요?
네, 아주 쉽게 설명이 됩니다.

1. 누가 걸리는지를 알아야?

   - 선천적으로 발이 따뜻하게 태어난 사람들 중에서 95% 나타난다.

   - 확인만 하면 된다(차지 않으면 따뜻한 것).

2. 원인과 이유

   - 어렸을 때부터 차가운 생활을 한 사람들 중에서 95% 나타난다.

3. 왜 고치기 힘든 것인가?

   - 식욕이 왕성한 사람들 중에서 95%가 나타나 식욕 절제가 힘들어 고치기 힘든 것이다.

이렇게 누가 걸리는지, 병이 걸리는 원인과 이유, 못 고치는 이유가 쉽게 설명되지 않는가요? 이래서 쉽게 생각하시라는 것입니다.

더 쉽게 설명하면, 앞서 설명했듯이 항상 똑같은 상태의 병이나 병이 길어져 똑같은 상태로 됐을 때 치유가 힘든 것입니다.

그런데 CRPS!!는 약을 먹든, 안 먹든 아픈 상태(통증)가 **많이 아플 때와 덜 아플 때, 아플 때와 안 아플 때**가 순간적으로 있다는 것입니다.

차이점만 알면 된다. 아플 때는 안 아플 때보다 혈액 순환이 덜 되는 것이다. 따뜻하게 하면 되는 것이다. 어떤 병이든 이 말을 수십 번 외쳐 보십시오. 당신의 병은 이미 호전되기 시작합니다.

세상에 따뜻한 게 많고 따뜻하게 하는데 왜 안 되느냐구요?
뼈가 차가워져 막혀 가는 걸 몰라서!
공기, 물, 소금, 수맥을 몰라서!

머리에서 발끝까지 125,000km의 마지막 차가운 곳을 지금보다 따뜻하게 하지 못해서…. 24시간 쉬지 않고….

쉽게 생각하십시오!! 어린아이처럼!!

끝으로, 인체의 가장 기본적인 생명이 탄생(임신, 姙娠)하고, 임신이 안 되는 불임(不姙)을 **족·주(足·酒) 체질 구별법**으로 풀어 보는 시간을 가져 보겠습니다.

불임(不姙)
- 임신하지 못하는 병

그렇습니다.

세상의 모든 생명체(동식물)는 따뜻해야 새싹이 돋고, 꽃이 피고, 생명이 탄생합니다. 건강의 모든 답은 **열, 온골, 체온(體溫)**인데 인체에서 근본적인 것은 글자에서 보듯 뼈를 따뜻하게 하라는 듯 체온에 뼈 골(骨) 자가 있고 그 뼈 골(骨) 자 속에 고기 육(肉) 자 대신 달 월(月) 자가 약자로 쓰여 있다는 것입니다.

그런데 그 달 월(月) 자를 풀어 보면 멀 경(冂)에 얼음 빙(仌) 자의 합성어로 이루어져 있습니다. 온골요법에서 글자 그대로 풀어 보면 차가워져 가는 것이 베일에 가려져 있다는 듯이 암시되어 있다는 것입니다.

여성의 자궁에서 나타나는 생리적인 문제로 생리통과 임신이 있다. 이 두 가지를 **족·주(足·酒) 체질 구별법**으로 보면

하나는 - 생리통이 심하고 or 안 심하고

하나는 - 임신이 잘 안되고 or 잘 되고

하나는 - 아기를 힘들게 낳고 or 쉽게 낳는 사람이 다르다는 것이다.

앞서 설명했듯이 아이들이 태어날 때 선천적으로 발의 온도가 다 다르게 태어나고 그것이 특별한 경우가 아니면 팔자(八字)처럼 바뀌지 않고 평생 살아간다는 것이다.

온도가 일정한 인큐베이터 안의 아기들의 발의 온도가 조금씩 다 다르다는 것을 이제는 알아야 한다. 이것이 타고난 팔자(八字)라는 것이다.

선천적으로 발이 따뜻하게 태어난 여자들의 공통점은 입에서부터 항문까지가 따뜻(자궁 포함)**하고 심장을 비롯해 머리에서 발끝까지 온몸의 열의 분포가 따뜻하여 식욕**(소주 2병 이상)**과 성욕이 왕성한 유럽과 미국 사람들의 70~80%를 보면 쉽게 이해가 갈 것이다.**

이들은 자궁이 따뜻하여 비교적 월경의 날짜가 정확하고, 생리분비물도 많고, 생리통이 거의 없으며, 성생활 시 분비물이 많아 성생활의 고통이 없고 비교적 오르가즘을 잘 느끼는 편이며 아기들을 물속에서 낳는 경우도 있고, 근육이 따뜻해 잘 이완되어 아기들이 거꾸로 있는 경우 외엔 쉽게 출산을 한다.

우리나라 아시아의 여성들 중에서도 위와 같이 발이 따뜻한 사람들 같은 경우에는 옛날에 밭을 매다가도 방에 들어와 혼자 아기를 낳기도 했다. 그래서 이런 체질의 사람들은 발이 차고 생리통이 심하고 아기를 힘들게 낳는 사람들을 이해를 못 한다. 미국 여자들이 한국의 산후조리를 이해 못 하는 것이다.

위와 같이 미국과 유럽, 한국의 발이 따뜻한 여성들 중에서 위와 반대로 나타나는 사람들의 5%는 어렸을 때부터 차가운 생활을 심하게 하였거나 교통사고 등 몸이 차가울 수 있는 환경에 노출된 경우가 많다.

반면에 선천적으로 발이 차게 태어난 여자들의 공통점은 입에서부터 항문까지가 차서(자궁 포함) **심장을 떠나는 순간부터 머리에서부터 발끝까지의 열 분포가 낮아**(차서), **식욕**(소주 2병 먹기 전 토함)**과 성욕이 약한 아시아 사람들의 70~80%를 보면 쉽게 이해가 갈 것이다.**

이들은, 자궁이 비교적 차서 대부분 월경의 날짜가 부정확한 경우가 많고 생리 분비물이 적고, 생리통이 심한 사람들이 있고 성생활 시 분비물이 적어 고통이 있고 오르가즘을 잘 느끼지 못하는 사람들이 많고, 아기들을 낳을 때 근육이 경직되어 이완이 잘 안되어 엄청난 고통을 동반하는 경우가 많다.

미국이나 유럽 여성의 20~30% 정도가 위와 같이 발이 차고 추위에 약한 여성들인데 동아시아 여성들처럼 아기가 정상적으로 있는데도 아기 낳는 것을 힘들어할 경우가 있다.

이들이 한국 여성들의 산후조리를 부러워하는 것이다.

· **임신이 잘 되고 아기를 쉽게 낳는 여성**

■ 비교적

1. 선천적으로 발이 따뜻하게 태어난 사람들 중 - 95%
   - 식욕↑, 성욕↑, 생리통↓이 적은 사람들 중
2. 왜 임신이 잘 되나? - 자궁이 따뜻해서(선천적으로)
3. 아기를 쉽게 잘 낳는가? - 근육의 이완이 쉽게 잘 벌어져서!

· **불임이 잘 되고 아기를 낳을 때 힘들어하는 여성**

■ 비교적

1. 선천적으로 발이 차게 태어난 사람들 중 - 95%
   - 식욕↓, 성욕↓, 생리통↑이 심한 사람들 중
2. 왜 임신이 잘 안되고 불임인가? - 자궁이 차서(선천적으로)
3. 아기를 낳을 때 힘들어하나?
   - 근육이 경직되어 잘 벌어지지 않아서!

특별한 경우가 아닌 평범하게 유산되는 경우도 모두 자궁이 차서 생기는 일이다(차게 하는 환경이 뒤따를 때).

세상에서 자궁을 따뜻하게 하는 좋다는 것을 다 해도!
아니! 뭘 해도 힘든 것은? 뼈가 차가워져 기름이 굳어 막혀 피가 가는 것을 막고 있는 것을 모르는 것만큼 - "차서!"

겨울에는 싹이 나지 않는다는 것을 쉽게 생각하십시오.
정자와 난자가 만나 쉽게 착상할 수 있는 자궁을 따뜻하게 할 수 있는 온도가 부족한 것이라는 것을!!

세상에 자궁을 따뜻하게 하는 게 많은데 왜 안 되느냐구요?
뼈가 차가워져 막혀 가는 걸 모르는 것만큼!! 차서!!

쉽게 생각하십시오. 그냥 눈에 보이는 대로 쉽게 생각하십시오.
건강과 생명에 대한 모든 것은 어린아이처럼!!
단순하게 또 쉽게 생각하시면 쉬워집니다.

임신이 잘 되지 않을 때 먼저 해야 할 일

침착하십시오!!

1. 남성의 정자의 이상 유무를 현대 의학적으로 먼저 확인하십시오.
2. 여자의 자궁이 정상적으로 임신할 수 있는지 현대 의학으로 이상 유무를 확인하십시오.
3. 한의학적으로 자궁의 냉, 대하증이 어느 정도인지를 확인하십시오.
4. 6개월 정도 자연 피임 등을 하고 6개월 후에 임신할 수 있게 하십시오. – 건강한 착상을 하기 위해
5. 생명을 유지하는 데 가장 중요하고 피할 수 없는
   ① 공기(空氣), ② 물(生命水, 生命), ③ 소금(鹽, 臣), ④ 수맥(水脈, 月), ⑤ 뼈(骨, 月)의 환경을 생명이 탄생하는 양수(羊水, 羊)와 생명을 좌우하는 심장의 혈액(血液, 液)과 같은 환경으로 24시간 쉬지 않고 일상생활 속에서 잠자면서 쉽게 만들 수 있는 환경을 만들어 주십시오.
6. 끝으로, 생명을 창조하신 신께 기도하십시오.

쉽게 또 쉽게 생각하십시오.

모든 생명체는 따뜻한 곳에서 탄생합니다.

있는 그대로 받아들이고 감사하십시오.

이 글을 접하게 된 것을….

좋은 소식이 따를 것입니다.

좋은 소식이…. 온골(溫骨)

이제 좀 조금 이해가 되는지요.

'족·주(足·酒) 체질 구별법'이!!

아기들이 태어날 때 인큐베이터 속의 발의 온도가 조금씩 다 다르게 태어나는 것을 알면 이렇게 생명이 탄생(임신)하는 것까지 쉽게 설명된다는 것을….

자동차가 고장 나면 차를 만든 사람이 와야 잘 고치듯이….

사람을 누가 무엇으로 만들었는지를 알면 아주 쉬워지는 것입니다.

인류 건강의 마지막 숙제!!
– 비만 '열'

125,000km 온몸의 36.5℃ 분포

그렇다!!

이제는 인류 건강의 마지막 숙제가 무엇인지 고민해 봐야 한다.

그리고 그것을 근본적으로 풀어야 나머지 건강에 대한 것들이 쉽게 풀어질 것이다.

> 전 세계 모든 사람들이 살아가면서 몸이 나빠지는 것을 누구나 쉽게 알려 주는 것이 있다. 그것이 바로 몸이 말라 수척(瘦瘠)해지는 것과 살이 쪄 뚱뚱해지는 비만(肥滿)이다.

문명이 발달하여 잘 먹고 잘살다 보니 살이 찌는 것이 나쁘다면서 뉴스 어디를 틀어 봐도 살을 빼야 한다고 이구동성으로 말하고 있다.

그래서 몸이 아주 말라 수척해진 사람이 보기 좋게 살찌는 것은 아주 쉽다고 생각했는데 정작 살이 찌고 싶은 사람은 살찌우는 게 뭘 해도 힘들다고 한다. 살을 빼는 것은 마음만 먹으면 그렇게 어렵지는 않다. 그런데 부작용 등 요요 현상으로 멈추면 오히려 더 살이 쉽게 찌기를 반복해 나이가 들수록 힘들어하다가 지쳐 포기한다.

무엇을 몰라서 힘든 것인가?
숲속에 들어가면 산을 볼 수 없듯이 부분을 보지 말고 전체를 봐야 근본적인 원리를 알 수 있다.

전 세계 모든 사람들의 생로병사(生老病死)의 공통점은 그저 몸이 점점 차가워지면서 선천적으로 타고난 체질(FA1~FA5)에서
하나는 - 수분이 점점 줄어드는 것이고(수척: *瘦瘠*)
하나는 - 기름이 점점 굳어 많아지는(비만: *肥滿*) 것인데
혈관이 수축되고 기름이 굳는 원인이 모두 차서 생기는 일이다.

그리고 그 '**답**'은 혈관을 이완시키고 기름을 녹일 수 있는 '**열**'이 필요한 것이고 이것을 해결할 수 있는 방법을 찾아야 하는 것이다.
살을 빼는 것보다 살을 찌게 하는 것이 훨씬 더 어렵다고 하니 먼저 살을 빼는 비만(肥滿)을 해결하기 위해 어떤 것을 하는지를 보면 걷기, 운동, 등산, 사우나, 열 제품 등 일반적인 건강을 되찾기 위해 하는 것보다 훨씬 강한 '열'을 필요로 하고 있다.
그래도 쉽게 빠지지 않는다. 앞서 설명에서 보듯 비만(肥滿)을 해결할 수 있는 방법(열)을 찾으면 나머지 건강을 되찾는 것은 아주 쉬워질 수밖에 없는 논리가 나온다.

누구나 이것만 하면 살이 빠지는 것이 있다. 마라톤!!이다.

그러나 아무나 할 수 없다. 관절 등 부작용이 따르고 시간과 장소 등 나이가 들수록 힘들어할 수 없다.

'답'은 찾았다.

마라톤을 하면 무조건 살을 뺄 수 있는 '열'을 찾는 것이다.

이것만 해결할 수 있으면 되는 것이다.

그런데 왜 이렇게 마른 사람을 살찌게 하는 것이 어렵고, 살이 찐 사람을 살 빼게 하는 것이 어려운 건지, 한자의 글자 속에 어렵다는 것을 암시하듯 만들어져 있는 것을 엿볼 수 있다.

몸이 말라 야윈 사람을 일컬어 수척해졌다고 하는데

수척(瘦瘠)의 한자에서 여윌 수(瘦)의 한자를 풀어 보면 병들어 기댈 녁(疒) 자와 늙을 수(叟) 자로 되어 있고, 여윌 척(瘠) 자의 한자는 병들어 기댈 녁(疒) 자와 등마루 척(脊) 자로 육달 월[月, 肉, 冂(멀 경)], 스(얼음 빙) 자와 사람 인(人) 자와 얼음 빙(氷) 자의 조화로 이루어졌고, **비만(肥滿)의 한자에서** 살찔 비(肥) 자를 보면 육달 월[月, 肉(고기 육)] 자와 꼬리 파(巴) 자의 조화로 뱀 사(巳) 자와 뚫을 곤(丨) 자로 만들어졌고 찰 만(滿) 자를 보면 삼수변 수(氵)에 평평할 만(㒼) 자의 조화로 스물 입(廿)과 수건 건[巾, 冂(멀 경)]+丨(뚫을 곤)과 나란히 들어갈 량(从) 자로 만들어져 있다. 두 글자 모두 베일(月:달 월)에 가려져 있고 차서[肉, 스, 氵(얼음 빙)] 생긴다는 것을 잘 모르고(冂: 멀 경) 있다는 듯 암시하고 있다는 것처럼 글자가 만들어져 있는 것을 엿볼 수 있다.

기가 막히고 신기한 일이다.

누가 이 글자를 만들었는지?

모든 글자(한자)가 인체를 기준으로 만들어진 듯 보인다.

그러면 누구는 말라서 살이 찌고 싶은데 찌는 게 힘들고, 누구는 물만 마셔도 살이 쪄 빼는 게 힘든 건지….

무엇을 몰라서 힘든 건지 궁금할 것이다.

온골(溫骨)요법에서 족·주(足·酒) 체질 구별법으로 보면?

선천적으로 태어날 때 발의 온도가 다 다르다는 것을 모르는 것만큼 힘든 것이다!!

태어나서 인큐베이터 안의 아기들의 발의 온도가 조금씩 다 다르다는 것을 병원에서 근무했던 간호사님들은 이 글을 보면서 "아~" 할 것이다.

발의 온도에 따라서 몸 전체의 온도와 입에서부터 항문(생식기)까지의 온도가 다 다르기 때문이다.

마른 체질 → 살이 찌는 게 힘든 체질(근육 부족형)

1. 누가 선천적으로 마른(야윈, 수척) 체질인가?
   - FA4~FA5로 갈수록 발이 심하게 차서 추위에 약하고 술에 약하고 설사에 약한 사람들인 FA5 중에서 나타나고-95%

2. 왜 말라 보이는 건가?
- 선천적으로 몸이 차서 머리에서 발끝까지 125,000km의 모든 혈관이 수축되어 수분량이 적어서…. 인체의 70%가 물인데(공기 빠진 고무풍선처럼 보면 쉽게 이해된다)….

3. 뭘 해도 살이 찌는 게 힘든 이유?
- 발이 차면 입에서 항문(생식기)까지가 차서 작동이 덜 되고 기능이 약해 소화가 안 되어 식욕이 약해 근본적으로 살이 찔 만큼 먹지 못하고 찬물을 못 마셔 따뜻한 물을 마시기 때문에…. 굳을 수 없는 환경의 몸이기 때문에…. ※ **살이 찌면 배만 살이 찐다.**

4. 그럼 살이 찔 수 있는 방법이 있는가?
- 누가 살이 찌나 보면 된다. **선천적으로 발이 따뜻한 사람**
선천적으로 발이 따뜻하게(FA4→FA1) 태어난 사람들처럼 발을 따뜻하게 해 주면 된다. 뭘 해도 안 되는 이유는?
뼈가 차가워지는 것을 모르는 것만큼 힘든 것이다.
구체적으로 뼈를 따뜻하게!!

살찌는 체질 → 살이 쉽게 찌는 체질(몸 전체 근육형)

1. 누가 선천적으로 살이 잘 찌는 근육형 체질인가?
- FA3~FA1로 갈수록 발이 따뜻하고 추위에 강하고 주량이 세고, 설사, 변비가 없는 사람들 중에서 나타나고-95%

2. 왜 근육형으로 건강해 보이나?
- 선천적으로 몸이 따뜻해서 머리에서 발끝까지 모든 혈관이 이완

되어 수분량이 많아서 몸이 좋아 보임(고무풍선에 공기가 빵빵하게 차 있는 것처럼).

3. 뭘 해도 살을 빼는 게 힘든 이유는?
   - 발이 따뜻하면 입에서 항문(생식기)까지 따뜻해 기능이 좋아 소화가 잘되어 식욕이 좋아 근본적으로 많이 먹고 찬물을 좋아해 기름이 굳을 수 있는 환경이고 요요 현상 등 나이 들면 하다가 지쳐 포기하고 만다.

4. 그럼 살을 뺄 수 있는 방법이 있는가?
   - 누가 살이 안 찌는 건지만 보면 쉬워진다.
     따뜻한 물을 어렸을 때부터 마셨던 사람들이다.
     그리고 운동('열')을 겸하는 사람들이다.

5. 뭘 해도 살을 빼는 게 힘든 이유는?
   - 후천적으로 나이만큼 뼈가 차가워 막혀 가고 있는 것을 모르는 것만큼 살을 빼는 요요 현상과 부작용 등을 줄이기가 힘들다.

근본적으로 살을 빼거나 찌려면!!

무엇을 알아야 하고 무엇을 모르는 것일까?
일시적으로 살을 빼는 것은 누구나 할 수 있다고 한다.
그러나 살이 찌는 게 어렵다고 한다.

여기서 첫 번째 중요한 것은?

마른 사람들은 비교적 건강에 좋다는 따뜻한 생활을 한 사람들이고 살이 잘 찌는 사람들은 거의 대부분 마른 사람들에 비해 건강에 나쁜 찬 생활을 많이 한 사람들이라는 것을 먼저 알아야 쉬워진다.

마른 사람들은 더 이상 건강에 좋다는 생활을 할 수 없고, 살이 잘 찌는 사람들은 찬물에서부터 술, 차가운 생활만 안 해도 쉽게 살을 뺄 수 있는데 그것을 죽을 때까지 절제하기가 힘들어 어렵다는 것이다.

둘째로 중요한 것은?

살이 쉽게 찌든 안 찌든 하루아침에 일어나는 것이 아니라는 것을 알아야 쉬워진다. 긴 시간 쌓이고 쌓여 누적되어 살이 찔 수밖에 없는 시간이 걸렸다는 것을 알아야 한다.

대부분 40세가 넘어서면서부터 본격적으로 살이 찐다고 한다.

40년 동안 누적된 것을 단 몇 개월 만에 빼려고 하는 것 자체가 인간의 욕심이고 순리에 맞지 않는 것이다.

거기에 뼈가 차서 뼛속이 막힌 걸 전혀 모르는 상태에서….

1~3년 정도의 시간을 갖고 해야 정상적으로 근본적으로 좋은 몸으로 만들 수 있는 것이다. 그렇다면, 살이 찌고 빠져 좋은 몸을 만들 수 있는, 확신을 가질 수 있는 이정표가 있는가 하는 것이다.

그렇다!! 무엇인가 확신을 가질 수 있는 논리가 있어야 한다고 생각할 것이다.

그곳이 바로 우리 몸에서 가장 따뜻한 심장이다.

36.5℃에서는 기름이 굳지 못하고 녹는다. 그래서 심장에는 담석과 결석이 없다. 그리고 암이 없거나 거의 없는 것이다.

인체의 결정체가 36.5℃이고 모든 병을 치유하는 '답'이 36.5℃인데 현실은 이 체온을 올리지 못해 힘든 것이다.

인류 건강의 마지막 숙제가 '비만'이고 '열'인 이유?

모든 건강을 되찾는 데 살을 빼는 것만큼(기름을 녹이는 '열') 몸을 열나게 하는 것은 아마도 없을 듯하다.

비만을 해결할 수 있는 방법('열')만 찾으면 나머지 건강을 되찾는 것은 아주 쉬워지기 때문이다.

그러나 오랜 기간 쌓이고 쌓여 누적된 상태의 몸에 무리하게 열을 가하기 때문에 관절 등 부작용이 오거나 힘들어서 못 하는 것이다.

방법은 바로 누구나 하면 살을 뺄 수 있는 **'마라톤'**이다.

근본적으로 살이 찌거나(수분) 빠져서(기름) 보기 좋은 몸으로 만들 수 있는 방법('열')은 찾은 것이다. 이것을 생활 속에서 먹고 마시면서 잠자면서 실천할 수 있는 환경을 만들 수 있느냐는 것이다.

쉽게 또 쉽게 생각하십시오.

어린아이처럼!! 아주 단순하게 생각하십시오.

우리 몸속의 기름은 36.5℃에서는 무조건 녹고 혈관은 이완되어 수분이 많아져 몸은 보기 좋아질 수밖에 없는 것이다.

125,000km의 마지막 차가운 곳까지 체온을 올릴 수 있느냐가 더 중요한 것이다.

모든 건강을 되찾는 방법을 찾으려면!!

우리 몸을 빌딩으로 보고 그 빌딩 속의 전선을 혈관으로 보고 전선 속의 구리를 공기, 물, 소금으로 보면 그 '답'이 될 것이다.

온몸 구석구석….

1. **첫째는** - 혈액 순환의 시작점인 뼈를 따뜻하게 하여 막힌 것을 뚫어 주고
2. **둘째는** - 수축된 혈관을 이완시켜 주고
3. **셋째는** - 찬물로 샤워를 하기 힘든 만큼, 나이만큼 오래된 고목나무 껍질과 같이 수축된 피부를 열어 주고

어디든 아프면 피부에서 피가 유턴(U)이 되어야 혈액 순환이 잘 된다고 얼마나 생각해 보았는가? "차서!"

4. **넷째는** - 외부로부터 영향을 받는 수맥을 중화시켜 주고 에너지가 좋은 자리로 만들어 주고
5. **다섯째는** - 피에서 가장 중요한 공기, 물, 소금을 생명이 탄생하는 양수(羊水)와 심장의 혈액(血液)과 같은 성질로 바꿔 주고 따뜻한 생활을 하고 끼니만 굶지 말라는 것이다.

그리고 그 시간을 1~3년 정도로 각자 자신의 몸 상태에 맞춰 생활 속에서 잠자면서 24시간 쉬지 않고 체온을 상승, 유지시켜 줄 수 있는 환경을 만들어 주면 된다는 것이다. **누구나 쉽게 실천할 수 있게!!**

살이 찌거나 살을 빼서 보기 좋은 몸으로, 근본적으로 해결하기
힘들었던 것은?
나이만큼 뼈가 차서 기름이 굳어 막혀 가는 걸 모르는 것만큼!!

굶거나 몸을 차게 해서 살을 빼는 것은 생명을 단축시키는 일이고, 생로병사는 뼈가 차가워지면서 피를 만드는 곳이 줄어드는 것이라는 것을 이제는 알아야 한다.

· **건강의 내비게이션** - 건강을 되찾는 장애물, 짧은 시간에 고치려는 인간의 욕심!!

자동차가 급격히 많아지다 보니 하루가 다르게 도로가 개통되어 이젠 내비게이션 없이는 다니기가 힘들 정도이다.

내비게이션이 정확하게 목적지에 도착하게 해 주기에, 지금은 아무리 멀리 깜깜한 밤에 간다 해도 마음 편하게 믿고 간다.

반면, 인간의 영적 생명에 가장 중요한 종교와 육적 생명의 건강에 대한 내비게이션은 그렇지 못해 세상엔 수많은 종교가 난립하고 사소한 건강 앞에서도 답답하고 막연할 때가 많다.

건강의 내비게이션이 불확실하다보니 어느 한 가지 방법을 갖고 지속적으로 하지 못하고 짧은 시간에 도움이 되는 것 같지 않으면 이것저것 해 보는 것이 현실이다.

필자가 20년 동안 건강에 대해 연구를 하면서 건강을 되찾는 데 가장 큰 장애물 중 하나는 어느 병이든, 나이만큼 수십 년 동안 쌓이고 쌓여 누적되어 나타나는 것인데, 이것을 1주일, 1~2개월, 5~6개

월 안에 고치려는 인간의 욕심이 근본적인 건강을 되찾는 가장 큰 장애물이라는 것을 느꼈다. 그것이 바로 수십 년 동안 쌓여 살이 찌는 비만을 몇 개월 안에 날씬하게 만들려는 욕심이다.

그래서 요요 현상 등으로 더 살이 찌거나 몸을 망가트리는 것을 종종 본다. 물론 앞서 말했듯이 건강의 내비게이션이 불확실하기 때문인 것은 피할 수 없는 현실이다.

숲속에서 산을 볼 수 없듯이 하늘에서 고속도로를 보면 어디가 막혔는지 한눈에 훤히 보이듯 인체의 어느 한 부분을 보지 말고 전체를 보면 쉽게 혈액 순환의 흐름이 보이는 것이다.

사람을 누가 무엇으로 만들었고 생명을 유지하는 데 가장 중요한 공기, 물, 소금의 기준을 알고 수맥이 인체에 미치는 영향과 부모님으로부터 선천적으로 타고난 발의 온도와 토하지 않는 술의 주량만 알면 족·주(足·酒) 체질 구별법을 통해 식생활 속에서 나타나는 성격, 식욕, 성욕, 걸리는 병들이 왜 다르게 나타나는지를 알았을 것이다.

이제 온골(溫骨)을 접하면서 그동안 막연하고 답답하고 궁금했던 것이 풀렸으면, 아니 건강의 내비게이션이라 생각되면 나이만큼 오랜 시간에 걸쳐 망가진 것을 짧은 시간이 아닌 건물을 리모델링하듯 여유를 갖고 하는 것이 근본적인 건강을 되찾는 지름길인 것이다. 근본적인 건강을 되찾는 가장 큰 장애물이 짧은 시간에 고치고자 하는 인간의 욕심이라는 것을!!!

온골(溫骨)을 접하는 순간부터!!

※ **족·주(足·酒) 체질 구별법을 통해 무언가 느껴지십니까?**

바로 이 글을 보는 지금 이 순간이, 10년 후 지금보다 건강하고 젊게 살 수 있는 방법이, 나이만큼 차서 뼛속에 굳은 기름과 수축된 혈관을 리모델링(溫骨)을 할 수 있는 가장 지혜로운 시기라는 것입니다.

☞ **다음 6번째 온골 이야기**

'생명을 유지하는 데 가장 중요하고 피할 수 없는 것, 24시간 쉬지 않고 우리 몸을 차게 하는 것' 주제를 갖고 함께 나누는 시간을 가져 보겠습니다.

뼈가 따뜻해지면 발과 몸이 쉽게 따뜻해진다
— 무엇을 몰라서 힘든 것인가? —

06

생명을 유지하는 데
가장 중요하고 피할 수 없는 것

24시간 우리 몸을 쉬지 않고 차게 한다
— 선택 —

오늘도 즐거운 시간 보내시고 계시지요?

오늘은 살아가면서, 생명을 유지하는 데 가장 중요하고 피할 수 없는 것이 현대 문명과 더불어 우리 인체와 건강에 어떠한 영향을 미치는지를 알아보는 시간을 가져 보겠습니다.

공기(空氣), 물(生命水), 소금(鹽)

자동차의 공기와 기름 엔진 역할을 하고 있는!

아기가 엄마의 배 속 양수에서 태어나 제일 먼저 "응앵~" 하고 소리를 지르면서 숨을(공기) 쉬고, 다음 엄마로부터 젖을 빨아(물, 소금: 영양분) 배고픔을 달랩니다.

공기는 3분을 쉬지 않으면, 물을 일주일을 마시지 않으면, 소금은 한 달을 섭취하지 않으면 생명이 위협을 받습니다.

이렇게 중요하기에 평상시 좋은 공기, 물, 소금을 찾지만 몸이 아프면 아플수록 어느 병원, 어느 의사, 어느 약으로 조급하게 마음이 바뀌고 공기, 물, 소금은 아마도 뒷전으로 밀립니다.

중요한 건 생명이 위험할수록 병원에서는 소리 없이 산소 호흡기(공기), 링거(소금물)를 쓰고 있다는 것입니다.
이것을 '왜? 아파서, 위급해서 써야 하느냐?'라는 것입니다.
가장 위급할 때 가장 중요한 것이라면 태어날 때부터 평상시 접하는 공기, 물, 소금의 성질이 어떤지를 알고 환경을 바꿔 주는 것이 상식이라는 것입니다.

그런데 수많은 좋은 공기, 물, 소금이 있지만 기준이 시대마다 말하는 사람마다 다, 다르다는 것입니다.

사람은 늘 그대로인데….
상식적으로 기준이 하나로 정해져야 하는 것이 누구나 이해하는 기준이고 상식인데 말입니다.

쉽게 생각하십시오.

> 온골(溫骨)에서는 그 기준을 생명이 탄생하는 전 세계 모든 사람들의 양수(洋水: 소금물)와 생명을 유지하는 데 가장 중요한 심장의 혈액(血液: 소금물)의 공통점인 온도, 염도, 항산화, 에너지(혈기: 血氣)를 기준으로 보면, 평상시 접하는 공기, 물, 소금의 성질이 같거나 비슷해야 하는데 반대쪽으로 다르다는 것입니다. 바꾸지 않아도 되겠습니까?

우리는 병원에서 겨드랑이나 입, 귀에서 재는 온도는 36.5℃에서 1℃만 낮아도 위험하다고 난리를 치는데 30~40배 차가운 영하의 날씨와 찬물, 일반 소금을 먹으면서 아무런 감각이 없이 먹고 마시는 생활이 쌓여 평상시 건강에 나쁜 차가운 생활을 하며 살아갑니다.
술, 담배 등 과로 스트레스가 건강을 해치고 체온을 빼앗지만 가장 근본적인 공기, 물, 소금이 24시간 쉬지 않고 우리 몸을 차게 하여 그것이 쌓여 **생로병사(生老病死)**를 맞이하는 것입니다. 술과 담배를 전혀 안 하는데도 단명하는 사람을 생각해 보십시오.

이것을 더 건강하게, 오래 사는 비결이 가장 중요한 공기, 물, 소금에 있다는 것입니다. 전 세계 모든 사람들의 양수(洋水)와 심장의 혈액(血液)의 공통점인 온도, 염도, 항산화, 에너지가 같다는 것을 평상시 얼마나 알고 있었으며, 온도나, 염도는 알겠는데 양수와 혈액의 항산화 수치와 에너지를 알고 있었느냐는 것입니다. 이것을 모르는 것만큼, 체온을 올리는 것이 힘들다는 것을 이제는 알아야 하고, 체온이 올라갈 수 있는 환경을 생활 속에서 쉽게 실천할 수 있게 만들어 주면 되는 것입니다.

한자에서 보듯, 공기, 물, 소금의 중요성!

뼈 골(骨) 자의 형상을 보면 어두운 달밤에(月), 덮어 놓고(冖), 또, 덮어(冂) 놓은 보이지 않는 형상으로 베일에 가려져 있듯 암시하고, 물은 **생명수(生命水)**라 하여 수식어를 생명(生命)이라 붙여, 생명 앞에서는 물이 첫 번째라 보이고 **소금 염(鹽)** 자는 우리 몸(皿: 그릇 명)을 짜게 하는(鹵: 짤 노) 것이 최고의 충신(臣: 신하 신)이라 만들어져 있다.

글자에서도 공기, 물, 소금의 중요성을 이렇게 표시하고 있다.

인체는 발효 공장

글자에서까지 이렇게 중요하다는 것을 암시하는 이유는 뭘까?

그것은 바로 인체가 발효 공장이기 때문이다.

발효의 최적 온도가 36.5℃이고 체온이다.

그래서 선천적으로 발이 따뜻한 사람이 소화가 잘되어 식욕이 왕성하고 발이 찬 사람들이 소화력이 약해 식욕이 없는 것이다.

문제는 위가 차냐 따뜻하냐에 따라서 소화력이 달라진다는 것이다. 그리고 발효가 잘되냐 안 되냐가 결정된다.

> 찾아야 할 '답'은 저온에서 발효될 수 있는 환경을 만들어 줘야 하는데, 그것이 바로 공기, 물, 소금, 수맥, 뼈의 조화에서 오고 직접적으로 공기, 물, 소금인 것이고 발이 따뜻해야 하는 이유인 것이다.

이것을 평상시 얼마나 알고 있었느냐는 것이다.

지금까지 이것을 잘 모를 수밖에 없는 것 또한 한자의 글자 속에 암시되어 있다. 피를 만드는 뼈 골(骨) 자를 보면 고기 육(肉) 자 대신 날 일(日) 자가 아닌 달 월(月) 자를 쓴 것을 보면 쉽게 알 수 있다. 고기 육(肉) 자를 풀면 멀 경(冂) 자와 얼음 빙(仌) 자의 조화로 만들어졌다. 글자 그대로 보면 우리 몸의 살(肉)이 차가워지는(얼음 빙: 仌) 것을 인간(人)이 잘 모른다고(멀 경: 冂) 풀어진다. 또 한 번 글자를 누가 만들었는지 궁금할 뿐이다. 생로병사(生老病死)는 따뜻하게 태어나(生) 늙을 때(老) 비수(匕)가 있고 무엇이 병(病)들게 하는지를 모르고(멀 경: 冂) 또 마지막 죽을 때(死: 歹, 저녁 석) 비수(匕)가 닥쳐 죽음에 이른다는 뜻을 암시하듯 글자는 만들어져 있다. 비수(匕)가 무엇인지를 잘 모른다는(冂) 것이다. 필자는 그것이 차가워지는(얼음 빙: 冫) 것이라는 것을 수많은 생체 실험 속에서 알게 됐고 공기, 물, 소금, 수맥, 뼈의 조화를 맞추어 줄 때 최상의 발효가 되고 소화가 되고 체온을 올릴 수 있는 환경이 된다는 것을 알게 되었다.

  살아가면서 병이 드는 첫 번째 원인 중 하나가 그 무엇을 먹든 각자 타고난 체질에서 소화력이 떨어지면서 발효가 덜 되는 것이다.

  발이 따뜻한 사람은 평상시 접하는 공기, 물, 소금이어도 발효가 잘 되지만 발이 차가워지면서 입에서부터 항문의 체온이 떨어져 저온에서 발효될 수 있는 공기, 물, 소금이 필요한 것이다.

  왜 발이 따뜻해야 하고, 공기, 물, 소금이 좋아야 하는지가 발효와 관계되고 그 결과물이 혈액(血液)이기 때문이다.

  혈액이란 글자 속에 이런 것을 잘 모른다는 듯 밤 야(夜: 잘 안 보임) 자가 있는 것이 참 신기할 뿐입니다. 생로병사는 점점 발효가 덜 되는 것입니다.

하여, 그 무엇을 하든! 건강하면 제일 중요한 1. 공기, 2. 물, 3. 소금부터 환경을 만들어 줘야 하는 것이다.

수맥(水脈)

비가 오면 아무리 건강한 사람도 우산을 써야 합니다.
외부로부터 오는 영향을 막아 줘야 한다는 것입니다.

간단하게 생각하십시오.

나이가 드신 분들은 집터나 산소 자리를 볼 때 풍수지리(水脈: 수맥)를 보는 것을 거의 대부분 아실 것입니다.

그리고 풍수지리(수맥)를 보는 분들이 말하길 인체와 관련이 깊다며 길흉화복을 이야기하며 후손들에게까지 영향을 미친다고까지 말을 합니다.

> 이 말이 맞든, 틀리든….
> 오래된 동네 골목의 아스팔트나 담벼락 등 아파트 지하 주차장 바닥의 금이 간 자리가 수맥(水脈)이 지나가는 자리라고 합니다.
> 시멘트와 아스팔트가 갈라지는 정도라면, 만약 이것이 인체에 영향을 미친다면 어떻겠습니까? 그냥 내버려 두겠습니까?

아무리 건강한 사람도 비가 오면 우산을 써야 하듯 우리는 한시도 지구를 떠날 수 없어 수맥(水脈)을 피할 수 없이 같이 생활해야 한다는 것입니다. **간단하게 수맥(水脈)을 이해하는 데 도움을 드리면 땅속에 있을 때는 좋은 에너지의 파장을 갖고 있다가 지표면 위로 올라오면서 반대 파장으로 바뀐다는 게 과학입니다.** 그래서 인체에 영향을 미친다고 풍수지리(수맥)를 보시는 분들이 이야기하는 것입니다. 수맥을 외면하는 분에게 한 가지 쉽게 이해시켜 드리자면, **사기꾼도 무엇을 사기 치려면 조금이라도 연관되거나, 비슷한 걸 갖고 사기를 친다고 합니다. 수맥 또한 전혀 근거 없는 소리를 하는 것이 아니라는 것입니다.**

앞서 말한, 생명을 유지하는 데 가장 중요한 것들의 기준이 애매모호하고, 일반적으로 먹고 마시고 섭취하는 것들이 평상시 특별히 아프거나 따갑다든가 나쁘다는 걸 느끼지 못해 그 중요성을 모르게 되어 있다는 것입니다.

비타민이나 단백질 등, 음식이나 이런 것들의 성분은 과학적으로 자세히 설명된 것과는 반대로 생명을 유지하는 데 가장 중요하고 피할 수 없는 공기, 물, 소금, 수맥, 뼈에 대해서는 설명이 애매모호하다는 것입니다. 가장 정확해야 하는데…. 기준 등….

더구나 외부로부터 오는 수맥(水脈)은 더욱 우리가 소홀히 여길 수 있다는 부분입니다. 한자 수맥(水脈)의 줄기 맥(脈) 자를 보면 달 월(月) 자와 갈래 파(厎) 자의 합성어로 되어 따라붙어 있어 글자 그대로 보면 어두운 달밤처럼 베일에 가려져 잘 모를 수 있는 것처럼 암시되어 있습니다.

이제 이해가 되겠습니까?

그래서 태어날 때부터 발이 차고 추위에 약한 사람들이 수맥과 전자파에 예민하게 반응하는 것인데 선천적으로 발이 따뜻한 건강한 사람들도 건강할 때 느끼지 못할 뿐 쌓여 가고 있다는 것을 이제는 알고 건강할 수 있는 환경을 만들어 줘야 한다는 것입니다.

이렇게 많은 사람들이 수맥(水脈)을 말하면 비과학적이라고 합니다. 이제 온골요법에서는 과학적으로 검증하여 수맥(水脈)을 중화시켜 에너지로 좋은 자리의 의자, 소파 등 잠자리를 만들어 주라는 것입니다.

현재 기초 체력이 약하거나(심하게 찬 사람, 파킨슨, 루게릭, 뇌경색), **순간순간 변하는**(통풍, 뇌전증, 조현병, 천식 등) **눈에 보이지 않는 공기**(空氣)**나 수맥**(水脈)**을 좋은 환경으로 그 무엇보다 먼저 바꿔 주라는 것입니다. 그 무엇보다 먼저!!**

뼈(骨)가 차가워진다

생명을 좌우하는 피를 만드는 곳

뼈(骨)는 생명을 좌우하는 피를 만드는 곳이다.

그리고 엄마 배 속에서부터 태어나 5살 때까지는 머리에서 발끝까지 온몸에서 피를 만들지만, 5살 이후부터는 점점 피를 만드는 곳이 적어지는데, 마지막으로 가장 따뜻한 곳에서 피를 만든다. ★★**생로병사는 뼈가 차가워지면서 피를 만드는 곳이 점점 사라져 가는 것이다.**★★

추운 곳에 가면 첫 번째로 발과 손이 차가워지면서 온몸이 차가워진다. **우리 몸은 뼈(骨)와 혈관(血管)과 피부(皮膚), 살(肉)로 이루어져 혈액 순환이 반복하며 이루어진다.** 손과 발이 시리면 겉 표면의 피부의 살이 먼저 차가워지고 혈관이 속으로 차가워지면서 뼈도 차가워지는 것이다. 뼈가 차가워질수록 피를 못 만드는 것이다.

이것이 밖에서부터 추우면 차가워지는 과정인데 가장 밖의 '피부(皮膚)'의 피(皮) 자를 보면 기슭 엄(厂) 자에 뚫을 곤(丨)과 또 우(又) 자로 기슭과 같은 곳에 뚫려 있고, 또 뚫려 있다고 되어 있고 살갗 부(膚) 자를 보면 술독 로(盧)와 달 월(月) 자로 되어 있고 술독 로(盧)는 술을 담그거나 담는 독이란 뜻이 있는데 피부부터 달 월(月) 자로 어둡다, 모른다로, 피부(皮膚)가 베일에 가려져 있다는 것을 암시하고 있음을 글자에서 볼 수 있다.

'혈관(血管)' 역시 피 혈(血) 자를 보면 우리 몸의(그릇 명: 皿) 그물과 같이 생긴(그물 망: 罒) 곳에서 점(丶)으로 나오는 것이라 되어 있고 대동 관(管) 자 또한 대죽 죽(竹) 자와 벼슬 관(官) 자의 합성으로 뜻 중 열쇠와 같은 역할을 한다고 되어 있다.

'뼈 골(骨)' 자를 보면 앞서 말했듯이 ① 어두운 달밤(月)에 덮어 놓고( ), 또 덮어 놓은(冂: 멀 경) 형상과 ② 뼈 사이의 살 긍(冎) 자와 뚫을 곤(ㅣ), 한 일(一), 멀 경(冂) 자의 합성으로 만들어져 뼈 사이의 살과 살 사이(冎: 뼈 사이의 살 긍) 한 일(一) 자(一)로 뚫어(뚫을 곤: ㅣ) 놓은 구멍이 멀어(冂: 멀 경) 잘 보이지 않아 세상 사람들이 잘 알 수 없다는 것을 글자 속에 암시하고 있다.

> 정리하면, 피를 뼈에서 만들면 피가 나오는 구멍이 있어야 하는데 피가 나오는 구멍이 어디, 어떤 모양으로 있는지, 피가 나오는 구멍이 무엇으로 막혀 가는지, 그리고 피부가 차가워지면 혈관이 차가워지고 뼛속도 차가워지는 것은 상식적으로 부정할 수 없는

데 뼈가 차가워지는 걸 생각해 봤는지?

추운 데 오래 있으면 몸이 경직되어 모든 기능이 멈춰 가면서 부자연스러워 기능이 잘 안되는 건 누구나 안다.

그러면 뼈가 차가워지면 기름이 굳고 피가 나오는 구멍을 막아 순환을 막고 피를 만드는 기능이 안 된다는 것은 상식적으로 부정할 수 없다. 평상시 우리가 얼마나 알고 있었느냐는 것이다. 신기한 일이다. 가장 근본적인 것을 모르고 있다는 게….

한자 속에 이 뜻이 모두 담겨 우리에게 암시하고 있다는 것이….

궁극적으로 근본적이고 가장 중요한 것이 감추어져 있는 말과 같이 글자는 만들어져 있고 현실은 생각하지 않고 있었다는 것이다. **뼈(骨), 혈관(皮膚), 피부(皮膚)가 모두 알 수 없게 감추어져 있다고 글자는 만들어져 있고 실제로 그렇다.**

수축되어 가는 피부는 나이만큼 오래된 고목나무 껍질을 보면 두껍게 갈라져 물기가 없어, 심장→오장육부→피부에서 유턴(U) 혈액 순환이 이루어지는데 피부가 고목나무 껍질처럼 되어 원활하게 순환이 될 수 없다는 것이다. 나이만큼, 막연한 혈액 순환이 아닌 혈액 순환 장애를 느낄 수밖에 없는 수축된 피부(皮膚), 혈관(皮膚)을 이완시켜 주고 뼈(骨) 속에 시멘트처럼 굳은 기름을 녹여 잘 순환될 수 있는 환경을 만들어 줘야 한다는 것이다.

뼛속에 기름이 시멘트처럼 굳었다고 말하는 것이 이해가 안 된다는 분들이 있는데 몸속의 담석을 생각하시면 쉽게 이해가 될 것이다. 돌을 먹은 적이 있는가? 그렇게 큰 돌을⋯.

수많은 건강 상식을 접하면서 얼마나 근본적으로 구체적으로 알고 있었는가? 이것을 모르는 것만큼 힘들고 안 되었던 것이다.

아마도 태초 이래 처음으로 뼈를 따뜻하게 하라는 설명을 너무 쉽게 말씀드려 황당할 뿐일 것입니다.

마사이족의 환경과 첨단 문명의 결과?

24시간 몸을 차게 한다.

그렇다.

누구나 편리한 생활과 유익함을 추구했던 현대 문명의 결과는 그 무엇보다도 중요한 우리의 건강에서는 육체적인 노동을 점점 줄여 체온을 떨어지게 하고 차갑게 하는(찬 공기, 물, 소금, 음식, 술 등) 식생활은 더욱더 체온을 떨어지게 하고 다양한 방법으로 자유분방한 성생활은 우리 몸을 피폐(체온↓)하게 만들고 있다.

한마디로, 현대 문명의 발달은 우리 몸을 차게 하는 요인으로 인류의 건강을 소리 없이 위협하는 결과물로 되돌아오고 있다.

즉, 세상에서 가장 키가 크고 건강하게 오래 사는 마사이족의 따뜻한 환경과 정반대로 우리 몸을 급격히 차게 하는 피할 수 없는 결과를 낳고 있다는 것이다. 차게 하는 이 환경을 생활 속에서 쉽게 따뜻하게 할 수 있는 환경으로 만들어 줘야 한다.

☞ **다음 7번째 온골 이야기**

'고속도로를 알면 건강의 '답' 혈액 순환이 보인다'를 함께 나눠 보는 시간을 가져 보겠습니다.

뼈가 따뜻해지면 발과 몸이 쉽게 따뜻해진다
— 무엇을 몰라서 힘든 것인가? —

07

고속도로를 알면 건강의 '답' 혈액 순환이 보인다

건강의 모든 실타래가 풀린다
- 사고 난 차만 치우면 된다

반갑습니다.

오늘도 즐거운 하루 보내고 계시지요?

이제 인체에 대해 궁금하고, 답답하고, 막연했던 것들에 대해, 체온을 올려 건강을 되찾는 데 무엇을 몰랐고, 무엇을 바꾸고, 무엇을 해야 하는지?

근본적으로 구체적으로 보이십니까?

혈액 순환의 가장 근본 기초 요소

공기, 물, 소금, 수맥, 뼈-장애물!!

그렇다.

첫째로 인체는 **기**(氣: 血氣)로 만들어졌고, 지구에서 엄마 배 속 **양수**(羊水)인 소금물에서 10개월 동안 **뼛속에서 피를 만들며**(骨) 자라 태어나서,

둘째로 태어나자마자 **숨을 쉬고**(공기: 空氣), 유아기에는 엄마의 **젖**(소금물)을 빨며 영양분을 섭취하고 돌을 전후로 음식을 섭취하며 성장하며 건강을 유지하다

셋째로 심하게 아프거나, 죽음에 가까울수록 숨을 제대로 쉬지 못해 **산소 호흡기**(공기: 空氣)를 끼지 않으면, **링거**(소금물: 鹽)를 꽂지 않으면 생명을 유지하기 힘들고 죽어서는 후손에게도 나쁜 영향을 준다며 **풍수지리**[산소, 수맥(水脈), 지구]를 보며 모든 생로병사(生老病死)를 마감한다.

세상에 아무리 좋은 것이 있어도

근본적으로 구체적으로 가장 기초적으로 24시간 쉬지 않고 체온을 올리는 것은 태어나서 죽어서도 피할 수 없는 1. **공기(空氣)**, 2. **물(生命水)**, 3. **소금(鹽)**, 4. **수맥(水脈)**, 5. **뼈(骨)이다.**

이것을 생로병사(生老病死) 중 어떻게 하면 혈액 순환이 잘되게 할 수 있는 방법을 찾고 마사이족처럼 생활 중에 쉽게 실천할 수 있을 환경을 만들어 주면 된다.

열(熱)의 특성과 인체의 열 분포

순환의 원리

평상시 대기 중의 공기 열, 사무실 안에서의 공기 열, 인체에서의 열 분포도를 보면 상**(열)**↑, 하**(냉)**↓로 **'열(熱) 기류'**에 대한 이해를 하면 체온을 올리는 원리를 쉽게 알게 된다.

일반적으로 열(熱)은 밑에서 위로 올라가고↑, 위에서 아래로(X) 내려가지 않으려는 특성을 갖고 있다.

집이나 사무실에서도 바닥보다는 천장의 열이 높은 것을 보면 이해가 될 것이다. 인체는 평상시 생활 속에서도 여름을 빼고는 거의 하체보다는 상체를 따뜻하게 하고 하체를 시원하게 하거나 차게 생활한다. 이러한 이유들로 인해 인체는 생로병사(生老病死) 중 제일 차가운 발을 기준으로 하체부터 차가워져 간다.

생로병사(生老病死) 중의 체온의 변화 과정을 보면

첫째로 태어나서 비교적 건강한 40세까지는 아프지 않아 건강의 중요성을 느끼지 못해 몸에 나쁘다는 차가운 생활을 하며 일차적으로 차가운 것을 먹고 마셔 입에서부터 항문까지의 내장 기관이 차가워지면서 순환 장애를 일으키고 열 특성에 의해 소리 없이 **허리에서 발끝까지** 인체 속의 기름이 굳고 혈관이 수축되어 혈액 순환 장애로 차가워져 40세에 접어들면 각종 성인병(成人病)이 나타나기 시작하는 시기가 되는 것이다.

둘째로 40세에 접어들면서 허리 위에서부터 어깨 밑으로 오장육부(五臟六腑)의 순환이 덜 되어 각종 장기가 차가워져 작동과 기능이 약해져 성인병, 오십견, 전립선, 갑상선, 관절염 등이 나타나기 시작하고

셋째로 빠르면 60~70세에 접어들면 어깨부터 머리끝까지가 차가워지면서 순환이 잘 안되어 모든 병이 종합 세트와 같이 결과물로 나타나기 시작하면서 치매, 탈모 등이 나타나고 마지막으로 차가워지면서 생로병사(生老病死)를 마감하는 시기가 시작된다. 이것이 인체가 차가워져 가는 과정이다.

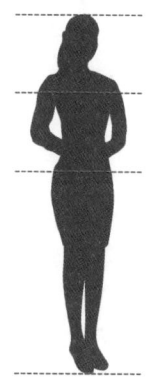

③ 어깨 위에서부터 머리끝(60세 이후)

② 허리 위에서부터 어깨 밑(40~60세 이전)

① 발끝에서부터 허리 밑(40세 이전)

» 생로병사(生老病死)의 공통점

1. 점점 차가워져 가는 것이다.
2. 점점 기름이 굳고 혈관이 수축되어 막혀 가는 것이다.
3. 점점 수분이↓, 염분이↓, 산소량이↓ 부족해지고
4. 점점 기름이 많아지는↑ 것이다.
5. 점점 뼈가 차가워지면서 피를 만드는 곳이 사라지는 것이다.

체온을 올리려면 가장 먼저 차가워진 곳부터 그 사람의 몸 상태에 맞게 서서히 저온부터 온도를 높여 굳은 기름과 수축된 혈관을 이완시켜 줘야 하는 것이다.

쉽게 생각하십시오.
그리고 또 쉽게 어린아이처럼 단순하게 생각하십시오.

막혀 있는 고속도로 위에 있으면, 어디가 막혔는지 몰라 답답하지만 하늘에서, 인공위성에서 경부고속도로를 내려다보면 서울에서 부산까지 한눈에 어디가 막혔는지, 어디를 뚫어 줘야 하는지 어떻게 하면 빨리 갈 수 있게 할 수 있는지가 보이는 것입니다.

숲속에 들어가면 산을 볼 수 없듯이 부분을 보지 말고 전체를 보라는 것입니다.

건강에 좋다는 것이 수없이 많은 현실을 보면 **《동의보감》 허준**의 둘째 스승인 **'안광익'** 스승의 말이 오늘의 현실을 되돌아볼 수 있는 말을 해 주는 것 같습니다.

> 당뇨병에 '좋다는 것은' 수없이 많은데 췌장이 차가워져 가고 있다는 말을 들어 보았는가? 췌장이 차면 작동이 잘되고 기능이 잘되어 인슐린을 정상적으로 만들겠는가? "차서!"

'자동차를 모르는 놈이 차를 잘 고친다고' 하면 되겠느냐?
인체를 모르는 놈이 어떻게 치유를 잘하겠느냐는 말!!

피부(皮膚)
- 아침에 찬물로 샤워해 보라!
그 속에 답이 있다
그리고 그 물을 마셔 보라!!

쉽게 또 쉽게 생각하십시오.
어린아이처럼!! 단순하게 생각하십시오.

아침에 일어나서 바로, 찬물로 샤워하면 거의 대부분 차가운 걸 떠나 숨이 막혀 소스라치게 놀랄 것이다.
그러나 그 물을 컵에 받아 마셔 보라.
그저 조금 시원할 뿐이다. 그렇게 차갑지 않다는 소리다.
그럼 왜 그렇게 숨을 못 쉴 정도로 차가운가?

선천적으로 타고난 발의 온도에 따라 젊든, 나이가 많든 다르게 나타나는 것이고, **피부는 입에서부터 항문까지의 속 피부와 몸 밖의 피부로 크게 둘로 나눈다.**
입으로 마시는 것은 속 피부가 따뜻해, 뜨겁든 차갑든 잘 적응해 마시지만, 밖의 피부는 차가운 것도, 뜨거운 것도 예민하다.

왜? 먼저 체질에 따라 나이만큼 피가 가는 길이 막혀 피가 덜 가 차서 민감하게 느끼는 것이다. 선천적으로 몸이 찬 사람들이 찬물이나 사우나에서 적응을 못 하는 반면, 몸이 따뜻한 사람은 찬물에도 뜨거운 물에도 잘 적응한다는 것을 생각하면 쉽게 이해될 것이다.

빨리 나무를 생각해 보면 쉽게 이해된다.

오래된 고목나무 껍질을 보라.

두껍고 쩍쩍 갈라져 있고 물기가 없다.

그만큼 순환이 안 되는 것이다.

"피부도 그렇다." 겉으로 보기엔 젊은 사람보다 더 좋은 거 같은 사람도 나이가 들수록 갑작스럽게 막혀 가서 70세가 넘으면 하루를 모른다는 말이 바로 그 말이다.

건강했던 사람이 '급'사망할 때 쓰는 말이다.

혈액 순환은 뼈에서 시작→심장→오장육부(五臟六腑)→피부에서 유턴하여 반복을 하며 순환하는 것이다.

그런데 그 피부가 나이만큼 고목나무 껍질과 같다고 생각하면 순환이 되겠는가? 그리고 그곳을 개선하지 않으면 되겠는가?

어디든 아프면!!

체온을 올리기 위해 피부(皮膚)를 한 번쯤 생각해 본 적이 있는가?

물론 했을 것이다. 막연하게….

차가운 물로 샤워할 때 가장 숨이 멎을 정도로 힘든 사람이 선천적

으로 발이 찬 사람이라는 것을….

혈관이 수축되어 막혀 가고 있다는 것을….

바로 피부 속에서 체온을 올리는 비결이 숨어 있는데, 한자의 피부(皮膚) 자 속에 살갗 부(膚) 자를 보면 달 월(月) 자가 있어 어두운 달밤처럼 피부를 잘 모를 수 있다는 것처럼 베일에 가려진 듯 암시하고 있다.

두한족열(頭寒足熱) → 두온족열(頭溫足熱)?

진짜 머리를 차게 해야 하나?

1970년 초까지만 해도 시골에서 탈모가 있는 사람은 크게 눈에 띄지 않았다. 그저 시골 동네에 1~2사람 정도의 어르신들뿐이었다. 그때 당시는 어른도 60세까지 사는 것이 힘든 때였다.

그런데 지금은 조금만 옆을 봐도 60세를 전후해서 흔히 볼 수 있는 게 탈모이다. 그리고 탈모 증세가 있다 하여 병원에 가면 20~30대의 젊은 사람들이 20~30분 줄을 서서 진료를 기다리는 곳까지 있다.
심각해지는 탈모!! 단순히 머리만 빠지는 것일까?

두한족열(頭寒足熱)!!
수많은 시간 속에, 통계 속에 의해 생겨 전해져 내려오는 말이다.
"머리는 차게 하고 발은 따뜻하게 하라."라는 말!!
과연 이 말이 맞는 건가?
발을 따뜻하게 하라는 말은 맞는다 하지만, 머리를 차게 하라는 말이 맞는가? 생각해 봐야 할 부분이다.

36.5℃의 온도를 차다고 말할 수 있나?

36.5℃의 체온보다 낮아야 차다고 할 수 있을 것이다.

36.5℃보다 낮으면 낮을수록 기름은 굳고 혈관은 수축된다.

정말!! 차게 하는 것이 맞는 말인가?

쉽게 생각하라!

그리고 단순하게 생각하라!! 어린아이처럼!!

정상적으로 혈액 순환이 잘되는데 탈모가 일어나는가?

비정상적으로 혈액 순환 장애를 일으켜서 피가 덜 가야 탈모를 일으키는가? 차서! 차서! 차서!

당신의 생각은?

당신의 생각이 상식적으로 '**차다**'고 판단된다면 이제 어떻게 해야 하는가?

아직도 머리는 차게 해야 하는가?

필자는 두한족열(頭寒足熱)이 아닌 두온족열(頭溫足熱)이라고 생각한다. 이는 36.5℃는 해 주면서 차게 해서는 안 된다는 것이다.

아마도 세상에서 처음으로 듣고 생각해 보는 것인데 위 글을 부정하기 힘들 것이다.

고속도로와 혈액 순환

막힌 곳만 알면 쉬워진다

이젠 쉽게 생각하자.
어린아이처럼!! 쉽게 또 단순하고 쉽게 생각하자.

경부고속도로를 예를 들어 보자.
서울에서 부산을 갔다 오려면 먼저 고속도로의 출발점인 입구(한남대교)에 들어가서 출발한다. 출발부터 막히면 늦어진다.
그다음 중간인 수원→대전→대구가 막혀도 늦어진다.
부산이 막혀도 돌아오는 데 늦어진다.
늦어지는 원인은 출발점이든, 중간이든, 끝이든, 어디든 막히면 늦어진다는 것이다. **이게 혈액 순환의 현실이다.**

'우리 몸의 혈관'의 길이는 125,000km라고 한다.
그리고 가장 가느다란 모세 혈관의 굵기가 머리카락 굵기의 1mm 정도라고 하는데 건강을 잃어 혈관이 수축되면 $\frac{1}{10}, \frac{1}{100}$ 이상으로 가늘어진다고 하며 그 길이가 지구 2바퀴 반 정도의 길이라고 한다. 그것을 이완시켜 주지 못해 체온을 올리기 힘든 것이다.

혈액 순환의 출발은 피를 만드는 뼈(骨)에서부터 출발해서 심장(心臟)→혈관(血管)→피부(皮膚)에서 다시 유턴(U)을 해서 혈관→심장으로 돌아오기를 반복한다.

한자의 글자를 보면 모두 베일(月)에 가려져 있다는 것을 암시하듯 글자가 만들어져 있다. 기가 막힌 글자다!!

뼈(骨)에서 시작해 심장에서 → 척추 → 허리 → 허벅지 → 무릎 → 정강이 → 발에서 유턴(U)을 하여 다시 역순으로 심장으로 돌아온다. 어디든 막히면 모든 곳이 느려지고 제일 약한 곳에서 먼저 아파 오기 시작한다.

예를 들어 족·주 체질 구별법에서 보듯 대략 60세 이전에 두통 환자의 95%가 선천적으로 발이 찬 사람들 중에서 나타난다는 사실을 알고 있는가?

쉽게 선천적으로 발이 따뜻한 사람들 중에서는 거의 두통 환자(5%)가 없다는 것이다. 지금까지 두통 환자를 보면 '어디를 치료했는가?'를 보면 쉽게 알 수 있다. '발을 본 적이 얼마나 있는가?'이다.

아픈 곳은 머리인데 그 사람들의 공통점은 발이 차다는 것이다.

선천적으로 발이 따뜻한 사람들 중에서 아주 소수의 사람들이 두통 증세가 나온다면 후천적으로 건강에 나쁜 차가운 생활을 심하게 한 후유증이 아닌가 보면 쉽게 알 수 있을 것이다.

선천적으로 발이 따뜻한 사람들은 차가운 생활만 끊어도(찬물, 찬술) 호전되는 것을 경험했을 것이다.

이제 고속도로를 보면 그 답이 보일 것이다.
수원이 막히면 한남대교까지 막힌다는 것을….
그리고 사고 난 (수원) 곳에서는 (아픈 곳: 염증, 통증) 차를 치울 때까지 기다리지만, 원인을 모르는 한남대교에서는 클랙슨 (막힌 곳)을 울린다는 것을…. 원인이 수원인가? 아니면 한남대교인가?
이제 아시겠습니까?

발이 시린데 뼛속이 막혔다고?
엉덩이가 막혔다고 하는 소리를 들어 보셨습니까?

수원이 막히면 부산에 빨리 못 간다는 것을, 유치원 아이가 들어도 금방 알 수 있는데….
발이 차면 무릎과 엉덩이가 막혔다고 말하는 사람 들어 보셨습니까? 이게 넌센스인 것입니다.

시작점인 뼈(骨) 속이 막힌 것을 뚫어 주고 125,000km의 중간과 마지막 수축된 유턴하는 피부의 혈관을 이완시켜 주고 원인을 제공하는 곳의 막힌 것을 뚫어 줘야 한다는 것을 이해하시겠습니까?

"사고 난 차만 치워 주면 되는 것이다."

지금까지의 설명은 누구나 알아들을 수 있게 초등학교 학생을 기준으로 말한 것입니다.

성인으로 갈수록, 똑똑할수록, 받아들이지 않는다는 것입니다.

이렇게 쉬운 것을 건강을 다루는 전문가들이 모르겠냐면서….

이렇게 세뇌된 생각이 건강을 되찾는 데 가장 큰 장애물인 것입니다.

☞ **다음 8번째 온골 이야기**

아무리 재료가 좋아도 '서까래만 갖고 집을 지을 수 없다' 주제를 갖고 나눠 보는 시간을 가져 보겠습니다.

뼈가 따뜻해지면 발과 몸이 쉽게 따뜻해진다
— 무엇을 몰라서 힘든 것인가? —

08

서까래만 갖고
집을 지을 수 없다

"움집밖에 못 짓는다"
- 원하는 건 최상의 체온을 올리는 것이다

안녕하십니까?
이제 희망이 보이십니까?
체온을 올리면 건강하게 활력이 넘치는 생활을 할 수 있다는 것을….

다시 한번 말씀드리지만, 숲속에서 산을 보면 볼 수 없지만 하늘에서 보면, 즉 전체를 보면 전 세계가, 대한민국이, 경부고속도로의 막힌 곳이 훤히 보여 어디를 뚫어 주면 교통이 원활해진다는 것이 보이듯 인체를 머리에서 발끝까지 대한민국의 도로를 보듯 보면 체온을 올리는 것이 쉽다는 것이 한눈에 보일 것입니다.

다시 한번 묻습니다
- 상식!!

1. 피의 순환이 시작되는 뼈를 보십시오.

그리고 온몸의 혈관(도로)을 보고 마지막 유턴(U)을 할 피부를 보고 다시 돌아오는 혈관을 보십시오.

전체의 윤곽이 보이지 않나요?

수원이 막히면(엉덩이 밑) 부산에 갈 수 없는데(발끝) 발이 차면 엉덩이가 막혔다고 생각해 보셨나요? 들어 보셨나요?

엉덩이가 막혀서 발이 차다고…. 엉덩이가 뚫려 순환이 잘되면 온몸의 체온을 올리는 게 쉬워집니다.

2. 생명을 좌우하는 피에서 가장 중요한 게 공기, 물, 소금인데 그 기준이 애매모호하고, 시대마다 사람마다 다 다르게 이야기합니다.

그런데 평상시 숨 쉬고 먹고 마시는 공기, 물, 소금이 생명이 탄생하는 양수(羊水: 소금물)와 심장의 혈액(血液)과 비교하면 같거나, 비슷해야 하는데 반대쪽으로 성질이 온도, 염도, 항산화, 혈기(에너지)가 다르다면 어떻게 되겠습니까?

자동차의 폐유(소금)를 갖고 조금 먹느냐, 많이 먹어야 좋다고 논해야 하는지? 근본적인 공기, 물, 소금으로 환경을 바꿔 줘야 하는지를…. 이제는 구체적으로 생각해야 합니다.

좋은 공기, 물, 소금으로 바꿔 주면 체온 올라가는 게 쉬워집니다.

3. 비가 오면 아무리 건강한 사람도 우산을 써야 하듯 수맥이 인체에 영향을 미칠 수 있다면 막아 줘야겠지요.

그리고 에너지가 좋은 자리로 만들어 줘야겠지요.

외부로부터 오는 영향을 막아 주면 체온을 올리는 것이 쉬워진다는 것을 이제 아시겠지요.

4. 생명을 좌우하는 피를 만드는 뼈(骨) 속이 나이만큼 먹고 마신 음식 중 기름이 굳어 막혀 가는 것을 더 막힌 다음에 뚫어야 하나요? 아님 지금 뚫어야 하나요? 막혀 가는 뼛속을 자녀들이 젊었을 때 막히지 못하게 해야 하나요? 아님 나(부모)처럼 막히고 아픈 다음에 뚫어야 하나요?

더 이상 설명이 필요한가요? 상식입니다.

다음은 독자의 몫입니다. 꾸~벅

수고하셨습니다.

긴 시간 온골 이야기와 함께하시느라 정말 수고하셨습니다.

세상에 아무리 좋은 게 있어도! 이것을 모르면!!

이제 가장 중요한 것이 남아 있습니다.
세상에 아무리 좋은 것이 있어도,
이것을 모르면 체온을 올리는 데 한계를 느끼는 것입니다.

이제 예전보다 체온을 올릴 수 있는 모든 구성 요소와 환경이 준비된 것이 보일 것입니다.

서까래만 갖고
집을 지을 수 있나?

"움집밖에 지을 수 없다"

그렇습니다. 한 번 더 자동차 비유를 들어 볼까요?

좋은 기름을 넣었다고 해도 엔진이 고장 나면 갈 수 없고 엔진을 고쳤다고 해도 펑크가 나면 갈 수 없고 새 타이어라 하더라도 비포장 도로를 달리면 쉽게 고장이 나고 아스팔트로 다닌다고 나쁜 기름을 넣어도 차는 꿀렁거립니다.

서까래만 갖고 집을 지을 수 없다는 것은 유치원 아이도 압니다.
움집은 지을 수 있습니다. 땜빵!!

집을 짓는 데 가장 중요한 게 뭐냐고 묻는 사람도 많습니다.
대들보나 기둥이라 한다고 해도 집은 정상적으로 지을 수 없습니다. 재료가 좋든, 나쁘든, 기와집이든, 초가집이든, 완성된 집을 지으려면 서까래, 기둥, 흙, 짚, 대들보가 있어야 집을 짓는다는 것입니다.

건강도 체온을 올리는 것 또한 마찬가지입니다.

생명을 유지하는 데 가장 중요하고 피할 수 없는 공기, 물, 소금, 수맥, 뼈를 모두 갖춰 줘야 최상의 체온을 올릴 수 있는 환경이 이루어지는 것입니다.

수술이든, 약이든, 보약이든, 운동이든, 음식이든, 세상에 아무리 좋은 게 있어도 인체의 체온을 올리는 것은 무엇보다 먼저 공기, 물, 소금, 수맥, 뼈의 환경을 만들어 주는 것인데 아프면 아플수록, 후순위로 밀려나는 것이 현실입니다.

지금 당신의 체온을 올리는 데 좋고, 나쁜 것을 떠나 공기, 물, 소금, 수맥, 뼈의 환경을 모두 갖춰 주고 계신가요?

갖춰 주지 못한 것만큼 체온을 올리기가 힘든 것입니다.

꼭! 참고할 것은 서까래 하나를 뺀 만큼 비가 새는 것은 누구나 알고 있습니다. 그리고 사소한 것 하나의 역할이 다 다르다는 것을 인지할 때 최상의 체온을 올리는 것입니다.

최소한 고장 난 것만큼 고쳐 줘야!!

펑크가 나서 왔는데 기름만 넣고 보낸다?

그렇습니다.

차가 펑크가 나서 왔는데 기름만 넣고 가라고 하면 안 된다는 것은 어린아이도 압니다. 그 사람의 체질, 나이, 망가진 만큼 체온이 떨어진 상태에서 누구나 환경을 다 맞춰 줘야 하지만, 최소한 그 사람의 체온이 올라가는 것을 체감적으로 느낄 수 있는 환경만큼 만들어 줘야 한다는 것입니다.

다 쓰러져 가는 집을 작대기로 버틴다?

내가 작대기를 팔면?

이제 더 말씀드리지 않아도 되겠지요?

우리의 현실이고 우리 모두가 고민하고 생각해야 할 부분입니다.

팔면 안 되는 것입니다. 빨리 대들보나 철빔 파는 곳에 가서 그것을 사서 버티라고 말해 줘야 할 것입니다.

60~70년 동안 나이만큼 쌓여 망가진 몸의 체온을 하루아침에 올리려는 인간의 욕심을 버려야!!

그렇다. 상식이다.

그러나 60~70년 동안 망가진 것이 쌓여 병이 나고, 급속히 떨어지는 체온을 하루아침에 건강으로 표시 나기를 바란다.

물론 도로를 찾아가는 내비게이션처럼 정확한 건강의 내비게이션이 없어서 그런 것은 누구나 이해한다.

꽉 막힌 하수구 구멍을 뚫으려면 막혔던 것과 시커먼 물이 빠져나간 후 깨끗한 물이 나가는 것이 상식이지만 우리는 이것을 부작용이라고 생각한다. 물론 과잉 섭취로 염증이 생기는 것은 부작용이다.

아픈 곳의 공통점이 "차다!"

이것을 알면 건강의 9부 능선을 아는 것이다.

36.5℃의 온도가 ↓↑ 변하면 차가워지는 것이다.

이제 알겠지요.

쉽고 또 쉽지요.

그렇습니다. 어린아이처럼 쉽게 생각하십시오!

그리고 생로병사(生老病死)의 공통점이 점점 차가워져 죽는 것이니 부정하기 힘든 원리라는 것을 쉽게 이해할 수 있지요.

어디든 아프면, 무조건!!! 차서!!

1. 첫째도 차서
2. 둘째도 차니까 피가 덜 가 수분↓, 염분↓, 산소량↓이 부족하면서 작동이 덜 되고 기능이 안 돼서
3. 셋째는 따뜻해질 수 있는(공기, 물, 소금, 수맥, 뼈)
   - 24시간 따뜻해질 수 있는 환경으로 만들면 된다.

이제 첫째도, 둘째도 어린아이처럼 쉽고 단순하게 생각하십시오.

그래도 의구심이 들면 부정해 보십시오.

틀린 말인지, 맞는 말인지.

부작용과 명현 현상을 이제는 구별해야 한다.

염증을 유발하는 것은 부작용이고, 바람 빠진 고무풍선처럼 수축됐던 혈관이 이완되는 것은 명현 현상이다.

그러나 지금까지 이것을 구별하는 것이 힘들었던 것이다.

참고로 누구나 자기 체온보다 과다 단백질의 섭취는 우리 몸의 찬 곳에서 염증으로 유발되고, 적당한 단백질은 활력이 넘치는 열량으로 변한다는 것이다. 온골을 접하면서 이제는 이해가 되겠습니까?

미국과 서구 유럽 사람들과 발이 따뜻한 사람들이 고기(단백질)를 좋아하고 소화력이 좋다는 것을…. 선천적으로 타고난 발의 온도! 차가운 아시아 사람들이 조금만 더 먹어도 쉽게 탈이 나는 것은…. 선천적으로 타고난 발의 온도!

선천적으로 발이 따뜻한 사람은 입에서 항문까지 따뜻해 소화력이 좋고 발이 찬 사람은 이와 반대이다.

술 등 마셔서 차가워지는 것은 후천적이다.

체온을 올리는 데 필요한 만큼 실천하는 게 힘들어서 – '작심삼일'

그렇습니다.

앞에서 말한 모든 말들이 다 맞는다고 하여도 세상에 아무리 좋은 것이 있어도 나이가 많아, 힘들어서, 시간이 없어서, 출장 가서, 눈, 비가 와서, 게을러서, 돈이 없어서 등 체온을 올리는 데 필요한 만큼 실천하기 힘들면 그 무엇보다 어려운 것입니다. 작심삼일(作心三日)

이것을 해결하는 것이 마지막 숙제인 것입니다. 온골(溫骨)!

생활속에서, 잠자면서 쉽게 실천!!

긴 시간 온골 이야기를 보시느라 수고가 많으셨습니다.

지금까지 온골(溫骨)을 접하면서 왜, 그동안 무엇 때문에 체온을 올리는 것이 힘들었는지에 대한 근본적인 원인과 이유를, 그리고 이제는 체온을 올리는 것이 구체적으로 쉽다는 생각이 드십니까?

온골(溫骨)은 어린아이들부터 누구나 듣기 쉽고, 이해할 수 있고 부정하기 힘든 상식적인 원리와 논리로 생활 속에서, 잠자면서, 체온을 올릴 수 있는 방법을 찾고자 건강에 나쁘다는 술, 담배, 섹스 등 식생활 30여 가지를 갖고 10년 동안 수천 번의 생체 실험을 통해 영하 30℃의 냉동 창고에서 얼어 죽는 실험 등 30여 차례의 죽음을 무릅쓴 생사를 건 생체 실험 속에서 얻은 결과로 전 세계 모든 사람들의 체질과 나이, 망가진 정도의 체온을 통계로 20년 만에 만들어진 데이터입니다.

어디든 아프면!! 발이 차면!!

다시 한번 되새겨 지혜를 구하십시오.

이 뜻을 헤아릴 때 체온을 올리는 게 얼마나 쉬워지는지를….

더 이상 헤매지 마십시오.

"골골 80", "발목 잡혔다"

한번 차가워지면 80세까지 따뜻하게 하는 게 힘들고 건강의 모든 약점을 다 쥐고 소리 없이 온몸을 망가트리는 것이 발이 찬 것이라는 것을….

왜 힘든 것인가?

뼈가 차가워져 막혀 가고 있다는 것을 모르는 것만큼….

☞ **다음 9번째 온골 이야기**

'이제는 인체도 아프기 전에 리모델링하는 시대, 10년 후 지금보다 젊고 건강해질 수 있다'는 주제를 가지고 나눠 보는 시간을 가져 보도록 하겠습니다.

뼈가 따뜻해지면 발과 몸이 쉽게 따뜻해진다
— 무엇을 몰라서 힘든 것인가? —

09

이제는 인체도 아프기 전에 리모델링하는 시대!!

10년 후 지금보다 젊어 보일 수 있는
환경을 만들어야!!

반갑습니다.

온골 이야기를 접하신 지 엊그제 같은데 벌써 아홉 번째로 쉽게 체온을 올리는 마지막 시간이 됐습니다.

이 시간은 아주 즐거운 시간입니다.

앞서 여덟 번째까지 공부한 분들이 10년 후 지금보다 젊어지고 건강해질 수 있는 비결을 나누는 시간입니다.

쉽고 또 쉽게 생각하십시오.
그리고 어린아이처럼!! 단순하게 생각하십시오.
체온을 올리는 답은 쉽게 눈에 보이는 대로 생각해야 합니다.

이야기를 나누기 전에 예를 들어 좀 더 쉽게 시작해 보지요.
새로 만든 자동차 100대가 있습니다.

A 그룹: 50대는 처음부터 아스팔트, 고급 휘발유, 경제속도로 다니고

B 그룹: 50대는 처음부터 비포장도로, 저급 휘발유, 고속 주행을 10년 동안 하면 어느 쪽이 먼저 고장이 날까요?

A, B 그룹 모두 50~60년 쓰다 하나는 그냥 그대로 사용하고, 하나는 고장 난 곳을 고쳐서(리모델링) 아스팔트, 고급 휘발유, 경제속도로 운행하면 누구나 차를 오래 사용한다고 합니다.

하다못해, 집도 10년을 쓰면 새로운 인테리어로 리모델링을 해서 새집처럼 만듭니다. 지금 해야 하는지? 더 망가진 다음에 해야 하는지?

지금 독자가 누리는 고급 주택, 고급 차 등 좋은 것들을 만들어 준 몸을 얼마나 가꾸십니까?

나이만큼 막혀 망가져 떨어지는 체온을 리모델링한다는 시대가 시작된 것입니다. 체온이 곧 건강입니다.

지금까지 무엇을 몰라서 힘들었는지 다시 한번 체크해 보실까요?

- ▶ 사람을 누가, 무엇으로 만들었는지?
- ▶ 피가 나오는 구멍이 어디에 있는지?
  그곳이 무엇으로 막혀 가는지, 뚫을 수 있는지?
- ▶ 생명을 유지하는 데 가장 중요하고 피할 수 없는 1. 공기, 2. 물, 3. 소금의 기준이 애매모호하다는 것을 알고 있었는지? 기준?

> 항산화 식품은 지나가는 강아지도 아는 것 같은데 양수와 심장의 피의 항산화 수치를, 에너지를 알고 있는지? 공통점!!

> **위급하면, 나이가 들어 죽음을 앞두면, 마지막으로 착용하는 산소 호흡기(공기), 링거(소금물), 후손들한테까지 영향을 미친다며 죽어서도 보는 풍수지리(수맥)를 왜 이렇게 죽어서까지 보는지 생각해 보셨습니까?**

평상시 먹고 마시는 공기, 물, 소금과 양수(羊水)와 심장 혈액의 공통점과 무엇이 다른지 또한 생각해 보셨습니까? 그렇게 죽어서까지 보면 좋은 것이라면 태어날 때부터, 건강할 때 환경을 만들어 주면, 독자분들은 건강에 어떤 영향을 준다고 생각하십니까?

이것을 모르는 것만큼, 나이만큼, 망가진 것만큼 체온을 올리는 게 지금까지 힘들었던 것입니다.

이제 10년 후 지금보다 젊어질 수 있다는 것을 이해하셨으면 리모델링을 왜 빨리할수록 지혜로운 것인지 알아보십시오!

생로병사의 체온이 떨어지는 과정

이것이 리모델링의 포인트!!

자!!! 이 글을 보는 분들은 지금 나이가 어떻게 되시나요?
生!! 10대! 20대! 30대! 40대! 50대! 60대! 70대! 80대! 90대! 100대! '120세'

생로병사(生老病死)의 변화 과정을 보면 막 태어난 아기는 막힌 곳이 없어 온몸이 따뜻해 특별한 것이 아니면 그저 감기, 설사 정도로 불편을 겪다가, 돌이 지나자마자 문명의 혜택을 받아 냉장고 문을 열기 시작하면서 에어컨, 정수기 등을 접하며 차가운 생활을 시작하고 고등학교를 졸업하고 20대가 되면 통제할 수 없는 생활이 시작되고, 30대에 회사 생활을 접하면서 적응해야 하는 사회 문제로 술과 접하기 시작하여, 40대가 되면 그 결과로 성인병이 되고 50대가 되면 갱년기를 맞고 60대가 되면 정년퇴직을 하면서 우울감이 밀려와 시간의 차이만 있을 뿐 언제 몸이 나빠지느냐로 시간만 다를 뿐이다.

그러던 몸이 70대가 되면 서서히 몸은 과거와 다르다는 것을 스스로 느끼고 모든 건강의 결정체가 병으로 드러나기 시작한다.

80대가 되면 누가 봐도 할아버지, 할머니로 보이고 우선 몸을 움직이는 것이 확연히 부자연스럽고 느리다는 것이 드러난다.

- 이때가 되면 나이만큼 망가진 체온을 리모델링하는 시기도 지나간다.

90대가 되면 서서히 온몸이 오그라드는 느낌이 든다.

문명과 첨단 의학의 혜택을 받은 사람들은 95세를 전후(↓↑)해서 생을 마감한다.

100세를 넘은 분들이 많다고들 이야기는 하지만, 막상 장례식장에 가서 100세가 넘으신 분을 보았느냐 물으면 거의 없다고들 한다.

아니, 80세를 넘으신 분들도 소수이다.

언제 리모델링하는 게 좋다고 생각하십니까?
이 글을 보는 순간입니다. 지금!!

그리고 100세를 넘으신 분들의 공통점이 거의 대부분 현대 의학의 혜택을 받지 않은 분들이고, 더러 담배 1~2갑을 피시는 분들도 있는데 술을 많이 마시는 분들은 없다는 것입니다.

담배는 백해무익이라 하는데, 우리가 생각했던 거와 결과가 왜 다른지를 알아야 건강에 대해 구체적으로 알게 됩니다.

거의 95%가 소주 2병의 주량을 기준으로 발이 따뜻한 사람이 찬물을 마시고→찬물을 마시는 사람이 술을 마시고→술을 마시는 사람들이 담배를 피운다는 것입니다.

담배를 안 피던 사람도 술을 마시면 뻐끔 담배를 피웁니다.

그럼 왜 100세가 넘으신 분들이 술이 아닌 담배 1~2갑을 피우는 분들이 계신 걸까요? 담배는 1~2갑을 하루 16시간~18시간 정도의 시간을 나눠서 피우는 것이고, 술은 한자리에서 취할 때까지 계속 마시는 것이 다른 것이라는 것을 생각하지 않았을 뿐입니다.

그래서 "술에 장사 없다."라는 말이 있는 것입니다.

그러나, 담배 1~2갑을 쉬지 않고 피워 보십시오.

그 자리에서 사망할 수도 있다는 것을!!

끝으로 공기, 물, 소금을 보면 좋다는 공기, 물, 소금 등 시골에서 사시는 분들이 좋다는 말에 비해 나쁘다는 도심에서 사시는 분들보다 오래 사시나요? 그렇지 않다는 것을 쉽게 압니다.

우리가 생각하는 좋은 공기, 물, 소금이 말하는 만큼 죽고 사는 데는 그렇게 차이가 날 정도로 나지 않는다는 것인데, 무엇을 모르는 것인지를 이제는 알아야 합니다.

효율적인 체온(體溫) 리모델링

지금!! 시작하는 것이다

지금 **온골(溫骨)**을 접하는 시간, 나이가 몇입니까?
生!! 10대! 20대! 30대! 40대! 50대! 60대! 70대! 80대! 90대! 100대! '死'

쉽게 또 쉽게 생각하십시오. 어린아이처럼!!
어린아이처럼 단순하게 생각할 때 건강을 지킬 수 있습니다.

우리가 추구하는 건강은 심장을 비롯해서 온몸(125,000km 혈관)이 36.5℃의 따뜻한 열 분포를 유지하는 것이다.

체온 리모델링을 언제 해야 가장 지혜롭게 건강하게 오래 살 수 있는지는 누구나 '답'할 것이다. "지금이라고!"

죽기 일보 직전에 산소 호흡기(공기)를 떼면, 링거(소금물)를 빼면, 죽음을 바로 접해야 하고, 죽어서도 자손에게 영향을 미친다고 하여 보는 풍수지리(수맥)를 보는 것이라면….

그렇게 좋은 것이라면 태어날 때부터 하는 것이 가장 지혜로운 것이다.

지금! 이 온골 이야기를 보셨다면!

현대 문명의 생활을 접하면서 피할 수 없고 절제할 수 없기 때문에 그것을 만회하기 위해 운동 등을 하지만 힘들어서 어렵다면, 그저 생활 속에서 잠자면서 쉽게 체온이 올라갈 수 있는 환경을 만들어 주라는 것입니다. **근본적인 것을!!**

태어나면서부터 환경을 맞춰 줘라!

최상의 지혜이다!!

더 이상 설명할 필요가 있나요?

처음부터 새 차에 좋은 기름을 넣고 아스팔트에서 경제속도로 안전 주행을 하는 격이다. 태어나면서부터 건강할 수밖에 없는 환경을 맞춰 주면 어떻겠는가? **이게 '답'이다.**

10대부터 시작하면 왜 좋은가?

자위행위를 하는 시기이다!

10세가 넘어가기 시작하면 성장하고 성숙해지기 시작하면서 성(性)에 눈을 뜨게 되고 현대 문명의 결과인 인터넷, 핸드폰 등을 통해 잠자리에서 아무도 모르게 자위행위를 하게 되고 중독되어 절제하기 힘들어 어렸을 때부터 소리 없이 몸을 망가뜨려 체온을 급속하게 떨어뜨린다. 체온이 떨어지면 모든 집중력이 떨어지고 산만하게 된다. 이로 인해 나타나는 것은, 지금 10대들을 보면 과거 60~70년대에 보기 힘든 것들이다. 가장 손발이 따뜻해야 할 10대들의 손발이 차다는 것을 보면 이해가 빠를 것이다. 또한 생리통으로 고통받는 여자아이들을 보면 이해가 쉬울 것이다. 생리통이 심한 아이들이 선천적으로 발이 차고 추위에 약했는지를 보라.(95%) 선천적으로 발이 따뜻한데 생리통이 있다면 추운 생활을 하고 찬물을 좋아하는지 보라.(5%)

염증과 통증은 36.5℃보다 차가울수록 심하다는 것은 과학과 의학의 상식이다. 부모들이 이걸 몰라 고통스러운 불편을 겪는 것이다.

얼마나 생각하셨습니까?

20대부터 시작하면 왜 좋은가?

술, 담배 등 통제와 자제가 힘든 시기이다!

"술에 장사 없다."

고등학교를 졸업하면서 20대가 되면 통제와 절제가 힘든 시기이다. 문명의 발달로 생활 습관이 바뀌면서 이제 성인이 되어 10대에 했던 자위행위 등이 더 한층 발달되어, 아니 더 추가되어 직접 성(性)생활을 하는 시기이다. 거기에 술을 더해 잠을 안 자고 피로에 지쳐 한창 건강의 기초가 다듬어질 나이에 기초 공사를 잘못하듯, 이때 건강의 기초가 무너지기 때문이다.

30대부터 시작하면 왜 좋은가?

직업이 시작되는 시기이다!

그렇다.

물론 20대부터 직장 생활을 하지만, 30대에 접어들면서 사회와 직장에 적응하며 업무와 회식 등으로 그리고 피할 수 없는 현실적인 사회생활로 누적과 누적이 쌓여 우리 몸이 성인병으로 나타날 수 있는 요인을 제공하는 시기로 더 늦기 전에 환경을 만들어 줘야 한다.

소리 없이 하체의 뼛속이 막혀 가고 있는 시기이다.

40대부터 시작하면 왜 좋은가?

성인병이 시작되는 시기이다!

태어나서 40년 동안 먹고 마신 식생활로 인해 기름이 굳고, 혈관이 수축되어 혈액 순환 장애로 소리 없이 하체가 차가워지면서 허리와 상체의 순환 장애로 성인병이 오장육부(五臟六腑)에 나타나기 시작하는 시기이기 때문이다. 어떻게 보면 가장 왕성한 활동을 하는 시기로 가장 몸을 차게 하는 시기이기도 하다.

이때부터 본격적인 비만이 시작되고 여성들은 인체의 가장 기본인 폐경기가 시작되는 시기이기도 합니다. "차서!"

50대부터 시작하면 왜 좋은가?

혈압의 문제가 시작되는 시기이다!

그렇다.

40년 동안 차가워진 몸의 결과가 혈압으로 나타나기 시작하는 시기이다. **"차서!"**

선천적으로 발과 몸이 찬 사람들 중에서 저혈압으로!(95%)
선천적으로 발과 몸이 따뜻한 사람들 중에서 고혈압으로!(95%)
쉽고 또 쉽게 생각하십시오. 어린아이처럼!!
우리 몸의 혈관은 우리가 접하는 도로라고 생각하십시오.

심장과 혈관과의 압의 차이가 심하게 나타날 때 나타나는 게 고혈압과 저혈압이다.

고속도로에서 막히면 고혈압!!
골목길에서 막히는 저혈압!!
이제 쉽게 이해가 되십니까?

그러나 막히더라도 심장과 혈관의 압의 비율이 비슷하면 나타나지 않는다는 것을 염두에 두십시오. 이것이 소리 없이 죽는 심장 마비입니다. 막히려면 기름이 굳고 혈관이 수축돼야만 되는 건데 그 이유는 체온이 떨어져 **'차서'**입니다. 부정할 수 없는 불변입니다.

그래도 그냥 내버려 두시겠습니까?

이때 갱년기 등 폐경기와 더불어 오십견, 전립선, 성 기능 장애 등이 서서히 나타나기 시작하는 시기이기도 합니다.

60대부터 시작하면 왜 좋은가?

상황에 따라 언제 나빠질지 모르는 시기이다!

60년 동안 쌓이고 쌓여 누적된 피로와 순환 장애로 그때그때 개인의 상황에 따라 접하는 생활 속에서 받는 스트레스 등으로 50대까지만 해도 나타나지 않던 것들이 조금만 건강에 나쁜 생활을 해도 응급실로 향하는 시기이기도 하다. 60세가 넘으면 언제 어떻게 아플지 아무도 모르는 시기이다. 그래서 이때가 되면 모든 욕심을 내려놓으라고 인생의 선배들이 조언처럼 말하며 이때부터 건강에 관련된 이야기들이 대화의 중심이 된다.

이 시기부터 큰 병들이 터져 나온다.

즉, 다시 말해 50년 동안 차가워진 몸의 결과물로 나타나는 시기이기도 하다.

그대로 내버려 두고, 70대가 되면 이제 70세 된 분들의 모습을 그려 보십시오. 그래도 그냥 지나치시렵니까?

70대부터 시작하면 왜 좋은가?

리모델링할 수 있는 마지막 기회이다!

그렇다.

전반적으로 70대 후반 되신 분들의 모습을 그려 보라.

역력히 나이 드셨다는 모습이 보일 것이다.

 우선 몸의 움직임이 둔해, 체온을 올리는 기본이 힘들어지는 나이이다. 사람마다 조금씩 차이는 나겠지만 75세가 넘어가면 치매 등이 나타나기 시작하고 건강에 좋다는 모든 것들이 도움을 주지 못하는 나이로 타고난 체질과 식생활에 의해 나머지 건강이 좌우되는 시기이다. 이때 나이만큼 망가진 체온을 올리지 못하면 80대부터는 급격히 건강을 잃는 시기로 체온을 올릴 수 있는 마지막으로 체온을 리모델링하는 기회이다.

 다리가 무겁고 힘이 없는 것은 하체의 뼈가 차서 피가 덜 가!!

배고프면 나타나는 현상과 같은 것이다.

쉽게 생각하십시오. 어린아이처럼!!

80대부터 시작하면 왜 좋은가?

유지하고 늦출 수 있는 기회이다!

이때부터는 무엇을 좋게 하려는 욕심을 버려라.

그냥 유지하고 나빠지는 것을 늦춘다는 생각으로 무리하게 하지 마라. 아주 천천히, 80년 동안 망가진 몸을 서서히 유지할 수 있는 체온을 올려 마지막 비참한 육체의 망가진 모습을 피하려는 마음이 우선이다. 물론, 이 나이에도 건강하신 분들이 많다.

여기서는 보편적으로 많은 분들의 모습을 말하는 것이다.

90세는 똑같이 80세 때처럼 하십시오.

100세 때 시작하면 왜 좋은가?

이분들은 타고난 건강이다!

100의 연세에도 거동이 편하시고, 건강하시고 활동이 되시는 분은 타고난 체질이다. 가장 몸이 따뜻하게 태어나신 분들 중 한 분이다. **이분들은 대부분 의학의 혜택을 거의 받지 않은 분들이 많다.** 이분들은 일반인들 80세 때보다 더 정신이 맑고 활력이 있다. 어느 TV에선가 107세에 자전거를 타고 다니시며 복덕방을 하시는 분도 계신다. 이분들은 인간의 최고 나이 120세까지 생을 유지할 수 있는 타고난 체질이다.

이런 분들은 연세가 있으니 욕심만 버리고 체온을 올릴 수 있는 환경을 만들어 주어도 더 장수할 수 있는 조건이 되시는 분들이다. 하루에 담배 1~2갑을 피우시는 분들도 계신다.

지금이 바로 최적의 리모델링 시기

뼈를 따뜻하게 하는 온골(溫骨)을 접하는 순간!

"온골(溫骨)을 본 당신은 행운아이십니다."

생로병사(生老病死)의 과정을 보았습니다.

지금까지는 몰라서 못 했습니다.

인체의 체온 리모델링은

1. 태어났을 때
2. 건강했을 때
3. 과로가 누적되기 전에
4. 약해지기 전에
5. 아프기 전에
6. 죽기 전에

하는 것이 누구나 아는 상식입니다.

지금 체온을 올리는 데, 건강을 되찾는 데 생명을 유지하는 데 가장 중요한 공기는 아플 때, 체온이 낮아졌을 때, 죽기 직전까지도 그 중요성을 모릅니다.

흔하고, 누가 말하는 이가 없고, 따갑거나 불편하지 않아서, 그저 숨을 못 쉬면 죽으니까 중요하다고 세뇌 교육을 받듯 말합니다.

한 치 앞을 내다보지 못하는 동물 중 으뜸이 만물의 영장이라는 인간이 아닌가 생각합니다. 이 모든 게 넌센스입니다.

피를 뼈에서 만든다는 것은 고사하고 피를 만들면 나오는 구멍이 있어야 하는데 그 피가 나오는 구멍이 어디에 어떻게 있고 그 피가 나오는 구멍이 평생 나이만큼 먹고 마신 음식 중 기름으로 시멘트처럼 굳어 막혀 가고 뼈가 차가워지는 만큼 생로병사는 피를 만드는 곳이 줄어들고 있다는 것을 모르는 것만큼 체온은 올리기 힘들었던 것입니다. 이제 뼈를 따뜻하게 하는 온골(溫骨)을 접했습니다.

막혀 가는 뼛속을 더 막힌 다음에 하시겠습니까? 아니면 지금 해야 합니까?

내 가족이, 자녀가, 60세가 돼서 나처럼 막히고 아픈 다음에 해야 합니까? 아니면, 막혀 가지 못하게 하여 나보다 더 훨씬 나이가 많아도 막히지 않게 지금 해야 합니까?

'답'은 독자의 몫입니다.

· 가장 어리석은 사람

누구나 최선을 다하고 다양한 삶으로 마무리하며 생로병사(生老病死)를 맞이합니다. 이 세상을 살아가는 데는 종교 등 다양한 기준으로 살아갑니다.

추구하는 바가 다 다릅니다.

그 추구하는 바는 다 다르지만 그 사람의 삶과 상황 속에서 가장 중요한 건 건강이라고 생각합니다.

많은 사람들을 접하면서 80세가 되셨는데도 자식 걱정을 하며 유산을 물려줄 것을 생각하면서 돈을 쓰지 못하는 분도 계셨습니다. 모든 분들의 생각을 존중합니다.

필자가 느끼는 것은 세상을 살면서 자신을 가장 먼저 사랑하라는 것입니다. 자신을 사랑하지 않으면서 남을 사랑한다는 것은 헌신이라는 말을 합니다. 그리고 결과가 나쁘면 내가 어떻게 했는데 하고 후회와 원망을 합니다. 부모와 자식 간에도….

이 글을 보는 독자님들에게 말합니다.
죽을 때 돈을 다 쓰고 가는 사람이 가장 지혜로운 사람이라고….

자신을 사랑하십시오!!!

☞ **마지막 온골 이야기**

'호미로 막을 것을 가래로 막지 마라'를 함께 나누는 시간을 가져 보겠습니다.

뼈가 따뜻해지면 발과 몸이 쉽게 따뜻해진다
— 무엇을 몰라서 힘든 것인가? —

10

호미로 막을 것을
가래로 막지 마라!

돈이 없어서 못 산 사람은 없다
- 판단을 못 해서

안녕하세요.

오늘 하루도 즐거운 시간 보내셨습니까?

수고하셨습니다. 긴 시간 **온골(溫骨) 이야기와 함께**하시느라고! 따뜻한 차 한 잔 드시면서 총정리하는 시간을 가져 보겠습니다.

지금까지 뭘 해도 체온을 올리는 것이 힘드셨다면!

힘들었던 원인과 이유, 그리고 그 '답'이 '체온'이라는 것을 아셨고, 그 체온을 겨드랑이나 귀나 입이 아닌 아픈 곳의 온도를 측정해 봐야 한다는 것과 수술을 하든, 약을 먹든, 운동을 하든, 그 무엇보다 먼저 생존하기 위해 생명을 유지하는 데 가장 중요하고 피할 수 없는 1. 공기(空氣), 2. 물(生命水), 3. 소금(鹽), 4. 수맥(水脈), 5. 피를 만드는 뼈(骨)라는 것을 알았고, 그것이 기초 체온을 올리는 가장 근본이라는 것도 알았습니다.

그리고 시대마다 다르고 말하는 이마다 다른 기준이, 아픈 사람을 치유하는 것이 아닌 생명을 탄생시키는 양수(洋水)와 생명을 좌우하고 암이 없는 심장의 혈액(血液)을 기준으로 하면 평상시 숨 쉬고, 먹고, 마시는 공기, 물, 소금, 수맥이 같거나 비슷해야 하는데 반대쪽으로 성질이 온도, 염도, 항산화, 에너지(혈기: 血氣)가 다르다는 것도 알게 되었습니다.

이제 굶거나 건강에 나쁘다는 생활을 하지 않으면, 체온이 상승할 수 있는 그동안 몰랐던 원인과 이유, '답'을 어린아이도 알 수 있게 설명하고 부정할 수 없게, 그리고 누구나 생활 속에서 잠자면서 쉽게 실천할 수 있어야 한다고 했습니다.

단, 이렇게 쉬운 것을 그동안 건강을 연구하던 사람들이 왜 몰랐을까 하는 생각이 더 드실 것입니다.

그것은 10년 동안 죽음을 무릅쓴 생사를 건 생체 실험이 있었기 때문입니다. 이렇게 너무 쉽게 설명하는 것이 온골요법의 단점입니다.

생명을 유지하는 데 가장 중요하고 피할 수 없는 공기, 물, 소금, 수맥이 어디를 가나 있고, 3분만 쉬지 않으면 죽을 수 있는 생명에 가장 중요한 공기는 눈에 보이지 않고, 공짜라는 것을 생각하시면 그리고 지금까지 첨단을 걷는 것을 사용하셨는데 더 이상 안 돼서 이 글을 보고 계신다는 것을 생각하면 원리가 얼마나 중요하다는 것을 쉽게 이해할 것입니다. 마사이족 생활을 쉽게 실천하시라는 것입니다.

막연한 게 아닌 구체적으로 될 수밖에 없는 원리요!!!

온골(溫骨)요법

**뼈를 따뜻하게 해야 한다는 말을
태초 이래 들어 본 적이 있는가?**

건강의 대명제!!

생로병사의 공통점은 그저 몸이 점점 차가워져 갈 뿐이다.

따뜻할수록 좋아지고, 차가워질수록 나빠진다.

'아기 때 없던 병들이 나이가 들수록 생긴다는 것' 체온(體溫)이 '답'이라는 것은 부정할 수 없는 불변이다. 그런데 체온(體溫)이라는 한자를 풀어 보면 뼛속의 피를 따뜻하게 하는 게 체온이라고 암시하고 있다.

단, 겨드랑이나 귀, 입의 온도가 36.5℃가 아닌 뼈와 심장을 비롯하여 125,000km의 마지막 차가운 곳(아픈 곳, 모세 혈관, 뼈)의 온몸의 체온을 지금보다 36.5℃를 향해 상승 유지시켜야 한다는 것이다.

그런데 그것이 지금까지 뭘 해도 힘들고 어렵고 힘들었던 것인데, 그 이유가 뼈가 차가워지는 것과 24시간 공기, 물, 소금, 수맥이 쉬지 않고 우리 몸을 차게 하는 것을 몰랐을 뿐이다.

"골골 80!", "발목 잡혔다!" 약점을 다 잡혔을 때!

다시 설명하면, "골골 80"은 선천적으로 발이 차게 태어나 추위에 약한 사람으로 글자 그대로 80세까지 따뜻하게 하기 힘들다는 것이고, 따뜻했던 사람도 일단 발이 차가워지면 따뜻하게 하는 게 힘들고 건강의 모든 약점이 다 잡히는 것이 발이 찬 것이다.

'발이 차면' 기름이 굳고 혈관이 수축되어 그때부터 온몸의 순환이 느려져 비실비실하는 것이다. 이렇게 설명이 쉬운 것인데….

세상에 좋다는 것이 많은데 왜 어려운 것일까?
단지, 피가 나오는 뼈가 차가워지면서 기름이 굳어 뼛속이 막혀 순환을 막고 있다는 것을 몰랐을 뿐이다.

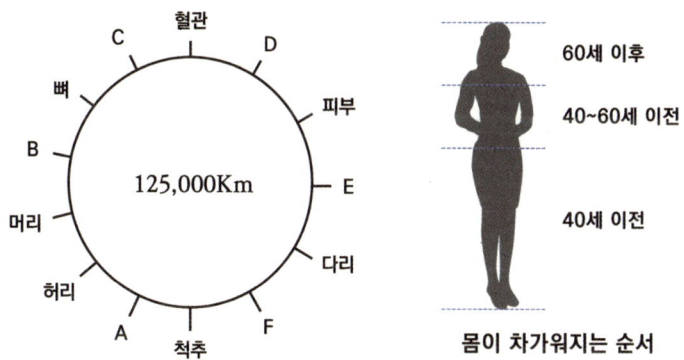

우리 몸의 순환을 하나의 원으로 보면!!

A, B, C, D, E, F 중 어디가 막혀도 어디든 피가 덜 가 기능이 떨어지고, 어디든 뚫리면 어디든 피가 빠르게 가서 기능이 좋아지는 단순한 원리이다.

◆ **발이 차가워지는 과정**

따뜻하다 → 시원하다 → 차다 → 시리다 → 저리다 → 아리다

→ 바늘로 쑤신다로 변한다.

그런데 발이 차면 무릎이, 허벅지가, 엉덩이 밑이, 척추가 막혔다는 말을 들어 보셨습니까? 수원이 막히면 부산에 못 가는 것은 유치원 아이도 아는 것을…. 이게 넌센스입니다.

이렇게 쉬운 것입니다.
쉽게 또 쉽게 생각하시라고 말합니다.
그것도 어린아이처럼 단순하게 말입니다.
왜? 있는 그대로 보면 되니까!
지금까지 설명하면서 비타민, 단백질, 미네랄, 신경통 등 그 어려운 이야기를 한 적 있습니까? 단순한 원리를 말했을 뿐입니다.

왜? 얼음에 열을 가하면 누구나 얼음이 녹는다는 것을 압니다.
→ 꼭 확인해 봐야 한다는 사람도 있습니다. ㅋㅋ
　누구나 아는 상식을….

그렇습니다. 어린아이부터 무지한 사람 등 누구나 알아듣고 실천하기 쉬워야 하는 근본적인 원리입니다.

아무리 좋은 것이 있어도 죽은 사람한테는 소용없고(차서!), 힘들어서 실천하기 힘들면 소용없다는 말입니다. 24시간 쉬지 않고 체온을 올릴 수 있는 방법이 있어야 한다는 것입니다.

24시간 쉬지 않고 체온을 올리면 지금보다 따뜻해질 수밖에 없다는 것은 부정할 수 없을 것입니다.

더 이상 설명이 필요할까요?

호미로 막을 것을 가래로 막지 마라!

네, 너무 말이 길었던 것 같습니다.

이제 온골요법 설명을 들어 보니, 어디 한 군데 아픈 것과 발이 차가운 것 중, 둘 중 어느 것이 건강에 나쁠까요?

아직도 모르시겠습니까?

"발이 차면 온몸을 소리 없이 망가트립니다."

발이 찬 것은 발이 찬 사람만 압니다. 그 불편함과 고통을….

이제까지 따뜻했던 사람도 일단 발이 심하게 차가워지는 순간 알게 됩니다. 단지, 발이 찬 것은 암(癌)처럼 바로 죽고 사는 생명의 위태로움을 느끼지 못하기 때문에 심각성을 모른다는 것입니다.

선천적으로 '발이 차면'

온몸의 혈액 순환 장애를 일으켜 골골 80년 동안 사는 것입니다.

한 번도 피가 잘 돌지 않아서죠. 발이 찬 순간 건강의 모든 약점을 다 잡혔다고 생각하시면 됩니다. 앞서 온골 이야기 아홉 번째에서 말씀드렸듯이 지금 이 순간 시작하시는 것이 '답'이라고 말씀드립니다.

무엇이 됐든! 온골요법 원리가 맞으면!!

가장 건강하고 젊고 피로, 과로가 쌓이기 전에, 아프기 전에 리모델링을 하십시오!!! 아프면 검사비만 수백만 원이 들어갑니다.

"호미로 막을 것을 가래로 막지 마라!"

그래도 판단을 내리시기 힘든 분들에게!

    60세를 전후하여 그동안 쌓이고 쌓인 것이 누적되어 체온이 급격히 떨어져 언제 아플지, 시기만 다를 뿐입니다.
    젊었을 때 아파서 병원에 가는 것과 60세가 넘어 아파서 가면 검사비 등 그 비용이 크게 다르다는 것은 누구나 다 알 것입니다.
    더 이상이 설명이 필요할까요?

    지금까지 많은 분들이 돈이 없어서라는 말을 많이 합니다.
    그런데 나중에 후회하시고 솔직히 말을 합니다.
    단지 돈이 없는 게 아니고, 그동안 뭘 해도 도움이 안 돼서 판단을 못 했을 뿐이라고….
    서까래만 갖고 집을 지으려고 했던 생각 때문에….

> 지금 만약 불행하게 다리가 부러져도 돈이 없다고 할 거냐고!
> 그럼 웃습니다. 무슨 수를 써서라도 돈을 마련한다고 말을 하지요.
> 그래서 웃습니다. 검사 결과가 말기 암(癌)으로 수술, 입원을 해야 한다면 그래도 수술비가 없어서 퇴원하시겠냐고….

그리고 또 웃습니다. 이게 세상 사람들인 우리 모습입니다.

단, 지금까지 뭘 해도 안 되고 힘들어서 판단하기 힘들었던 것은 누구나 한 번쯤 겪어 본 것이라 이해가 됩니다.

내가 알고 한 것이 아니라 상대방의 말을 믿고 했지요.

온골은 누구나 알고, 부정하기 힘들고, 실천하기 쉽다는 판단을 했을 때 하시라는 것이 다릅니다.

온골(溫骨)요법을 보신 분은 행운아이십니다!

고맙습니다. 꾸~벅

반갑습니다.
고맙습니다.
이것도 인연이고 온골(溫骨)을 접하게 되신 분들의 행운(幸運)이라고 말씀드립니다.

가족사로 인해 금방 될 줄 알고 취미 삼아 시작했던 것이 수천 번의 실험과 10년 동안 30여 차례의 죽음을 무릅쓴 생사를 건 생체실험 등을 통해 20년이란 연구 끝에 긴 세월이 지나 이제야 완성이 될 줄 몰랐습니다.

그동안 연구하는 동안 접했던 분들에게 도움이 덜 되었던 점, 죄송한 마음을 이 지면을 통해 전합니다. 그리고 유튜브 영상 온골요법을 보시면 수많은 분들이 며칠 몇 밤을 보았는데도 말은 맞는데 왜 방법은 없느냐, 그래서 어쩌라고 하며 투정 섞인 악성 아닌 악성 댓글을 단 것을 미완성이라 보여 드리지 못하고 연구하느라 시간이 없어 댓글들에 일일이 답하지 못한 점 또한 이 자리를 통해 양해드립니다.

〈의료법〉이란 한계 앞에서는 그 무엇도 할 수 없는 한계점을 여러분이 더 잘 아실 것입니다. 이제 기다리신 만큼, 화났던 것만큼, 여러분의 체온을 올리는 데 그 대가를 지불하고도 남을 만큼 20년 만에 완성됐다는 것을 느끼실 겁니다.

한 가지 여러분이 하실 일이 있습니다.
아니, 부탁드립니다.

뼛속의 체온을 올리는 것으로 나타난 건강한 모습을 통해 인류의 고통받는 사람들에게 희망을 주고 여러분이 주인공이 되어 대한민국이 노벨 의학상을 타는 것을 여러분의 힘으로 해 주십시오.

체온을 올려 아니, 이제 뼛속의(온골) 체온을 올려 건강하고 활기찬 생활로 웃음 가득한 하루하루 보내시길 기원합니다.

긴 시간 동행해 주셔서 고맙습니다. 꾸~벅

온골(溫骨)요법 임상연구재단 이사장 **文雲銛**

뼈가 따뜻해지면 발과 몸이 쉽게 따뜻해진다

― 무엇을 몰라서 힘든 것인가? ―

11

온골(溫骨) 시스템

가장 많은 돈을 남기고 죽는 사람이
가장 미련한 사람이다

안녕하세요.
반갑습니다.
"골골 80!"
"발목 잡혔다!" 다 약점이 잡혔을 때 쓰는 말입니다.
네, 이 말은

> 선천적으로 발이 차게 태어나 추위에 약한 사람으로 80세가 될 때까지 발을 따뜻하게 하는 것이 힘들고, 따뜻했던 사람도 한번 차가워지면 따뜻하게 하는 게 힘들어 건강의 모든 약점이 다 잡히는 게 발이 찬 거란 뜻인데 처음 들었을 뿐입니다.

그래서 발이 찬 사람들이 이 말을 몰라 이것저것 뭘 해도 체온 올리기가 힘들었던 것입니다.

이제 그동안 몰랐던 뼈(骨)가 차가워져 막혀 가는 것을 알았고, 생명을 유지하는 데 가장 중요하고 피할 수 없는 평상시 접하는 ① 공기(空氣), ② 물(生命水), ③ 소금(鹽), ④ 수맥(水脈)이, 생명이 탄생하는 양수(羊水)와 암(癌)이 없는 심장의 혈액과 비교하면 성질이[온도, 염도, 항산화, 에너지(血氣)] 반대쪽으로 다르다는 것도 알았습니다.

그리고 현대 문명과 첨단 의학의 혜택을 받지 않고도 세상에서 가장 키가 크고 건강하게 오래 사는 마사이족의 식생활이

① 찬 공기를 들이마실 수 없는 날씨와(적정 습도)-호흡, 피부
② 찬 것을 마실 수 없어 미지근한 물과 음식을 섭취하고
③ 살기 위해 끼니를 굶지 않고
④ 사냥을 주로 하는 원주민으로 생활 속에서 자연스럽게 '열'을 발생하는 환경으로

선진국과는 달리 생활 자체가 기름이 굳고, 혈관이 수축되는 차가운 생활(찬 공기, 찬물, 찬 음식)을 접할 수 없는 환경이라는 것도 알았습니다. 그것은 첫째도, 둘째도 생명을 유지하는 데 가장 중요한 체온, 즉 온도였던 것입니다.

20년 동안 수천 번의 실험을 통해 건강을 연구하면서 10년 동안 30여 차례 죽음의 문턱을 넘나드는 생사를 건 생체실험을 통해 알게 된 것은 생명이 탄생하는 양수(羊水)와 심장 혈액(血液)의 공통점이 마사이족의 하루 생활 속에서 자연스럽게 접하는 것과 같다는 것입니다. **그것은 지금까지 세상에서 가장 좋다고 찾고 또 찾았던 것이 아닌 그저 흔한 차게 하지 않는 공기, 물, 소금, 수맥, 뼈의 환경이었습니다.** 이제 피할 수 없는 현대인들의 식생활 환경을 마사이족처럼 생활 속에서, 뭘 하든!! 누구나 쉽게 실천할 수 있는 환경으로 만들어 주면 되는 것입니다.

온골(溫骨)!!

누구나 쉽게 24시간 쉬지 않고 36.5℃를 향해 체온을 상승, 유지시켜 줄 수 있는 시스템으로!!

온골(溫骨) 시스템의 특징

건강에 좋다는 모든 것은 생명을 살리기 위한 것이고, 궁극적인 공통점은 체온을 올리는 것입니다. 열(熱)!!

그동안 체온을 올리기 위해 힘들게 했던 걷기, 등산, 운동, 헬스, 식품, 약 등 세상에서 좋다는 모든 것이 나이가 많아 힘들어서, 시간이 없어서, 출장 때문에, 눈, 비가 와서, 게을러서, 돈이 없어서 **필요한 만큼 실천하기 힘들어서[작심삼일(作心三日)] 못 하는 것을!!**

핸드폰을 충전기로 쉽게 충전해서 사용하듯 생명을 유지하는 데 가장 중요하고 피할 수 없는 기초 체온을 올리는 데 꼭 필요한 ① **공기**(空氣), ② **물**(生命水), ③ **소금**(鹽), ④ **수맥**(水脈), ⑤ **뼈**(骨)의 환경을 24시간 쉬지 않고 식생활 속에서, 잠자면서 누구나 쉽게 36.5℃를 향해 체온을 상승, 유지시켜 주는 시스템입니다.

뼈(骨)를 따뜻하게 하는 것은 물론!!
'24시간 쉬지 않고 체온을 올려 주는 시스템'을 보셨습니까?

체온을 올리는 구성과 역할

역할이 다 다르다!!

역할이 다 다릅니다. 생명을 유지하는 데 가장 중요하고 피할 수 없는 체온을 올리는데 필요한!! ① 공기(空氣), ② 물(生命水), ③ 소금(鹽), ④ 수맥(水脈), ⑤ 뼈(骨)!!

그렇습니다.

초가집을 짓든, 기와집을 짓든, 재료가 좋든, 나쁘든, 서까래, 기둥, 흙, 짚, 대들보가 다 있어야 집을 지을 수 있다는 것은 부정할 수 없는 말입니다.

그런데 사람들은 제일 중요한 게 뭐냐고 묻는다.
필자는 한마디로 "없다."라고 말합니다. 모두 다 필요한 것입니다.
단, 현재 그 사람의 타고난 체질과 나이, 망가진(체온, 온도 분포) 상태에 따라 빨리 도움을 받을 수 있는 데까지 환경을 만들어 줘야 한다고 말합니다.

자동차로 비유하면!! 먼저 차가 좋아야 하고,

① 배터리(전기, 氣, 에너지)가 충분히 충전돼 있어야 하고,

　기름(물: 生命水, 소금: 鹽)이 좋아야 하고(기초 체온 시스템)

② 엔진과 차가 고장 난 곳이 없어야 하고(뼈: 骨, 65℃ 온골 시스템)

③ 비포장도로가 아닌 아스팔트여야 하고(수맥: 水脈, 수맥 중화 에너지 시스템)

④ 비가 오지 않고 날씨가 좋아야(공기: 空氣, 공기 중화 에너지 시스템) 잘 운행될 수 있는 조건이 되듯 우리 인체도 크게 4가지로 구분하여 건강하게 살 수 있는 환경을 만들어 줍니다.

1. 기초 체온 시스템(氣, 血氣, 溫骨)

■ 기(氣)

자동차의 전기와 같은 역할을 하는 것이 인체의 기(血氣)이다.

자동차나 핸드폰은 전기(電氣)로 만들어져 전기로 충전해 사용한다. 배터리가 부족하면 동영상이 잘 안 돌아가고 시동이 쉽게 걸리지 않는다. 핸드폰 충전기가 있다고 핸드폰이나 자동차의 고장 난 데가 고쳐지지는 않는다. 인체도 이와 마찬가지다. 선천적으로 발이 따뜻한 사람들은 혈기(血氣: 체온↑)가 왕성하다고 하고, 발이 찬 사람들에게는 혈색(血色: 체온↓)이 창백(蒼白)하다고 한다.

즉, 기초 체온 시스템은 현재 몸 상태에서의 체온을 에너지(氣)로 머리에서 발끝까지 125,000km의 마지막 차가운 데까지 온몸의 체온을 24시간 쉬지 않고 36.5℃를 향해 상승, 유지시켜 주는 역할을 하는 시스템으로, 누구나 쉽게 낮에는 인솔과 밴드를, 밤에는 수면 인솔과 복대를 착용하여 실천할 수 있다.

※ 다른 제품과 달리 열은 나지 않는데 체온은 상승한다.
　사람마다 체감 온도를 느끼는 시간이 다 다르게 나타난다.

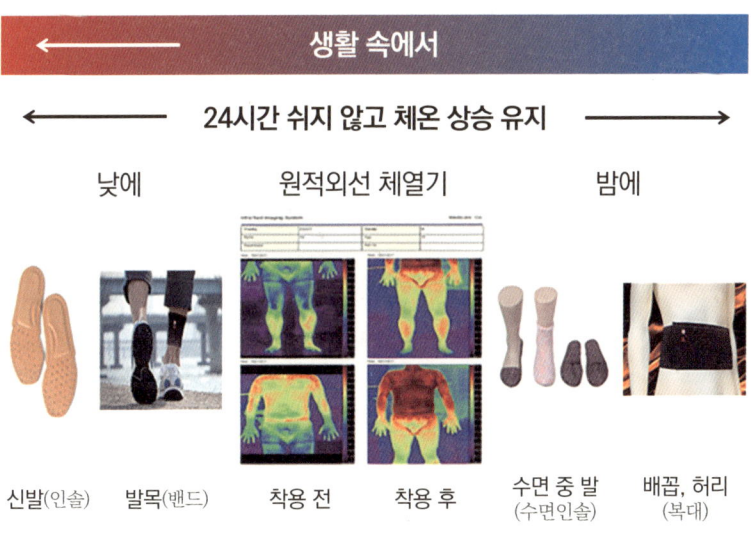

과학적으로 검증이 된 제품(생활 속에서 실천)

■ 물(生命水)과 소금(鹽)

자동차의 기름과 같은 역할을 하는 것이 물(生命水)과 소금(鹽)이다.

평상시 접하는 물과 소금이, 생명이 탄생하는 양수(羊水: 소금물)와 암(癌)과 담석(膽石)이 없는 심장 혈액의 공통점과 비교하면 같거나 비슷해야 하는데 온도, 염도, 항산화, 에너지(氣)가 반대쪽으로 성질이 다르다. 소금을 물에 타면 물의 성질이 변화되어 바뀌는 역할을 하는 기초 체온 시스템이다.

 생활 속에서

24시간 쉬지 않고!

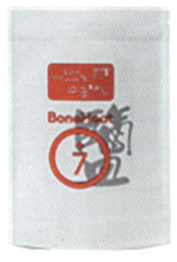 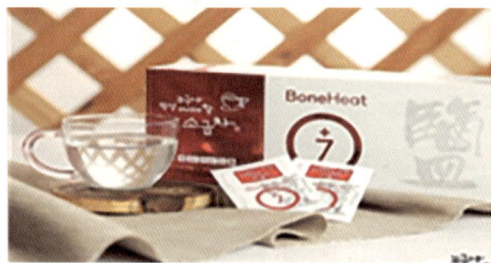

1달분 　　　　　　　소금차 - 3달분

온도, 염도, 항산화, 에너지(氣): 과학적 검증

2. 65℃의 온골(溫骨: 骨) 시스템

핸드폰이나 자동차가 배터리로 충전한다고 해서 고장 난 데를 고칠 수 없듯이 인체도 이와 마찬가지로 기초 체온 시스템인 에너지로 체온을 증폭시켜도 나이만큼 평생 먹고 마신 음식 중의 기름인 칼슘, 요산, 지방, 단백질이 뼛속에 담석처럼 굳어 피가 가는 길을 막고 있는 것을 녹이는 것은 시간이 오래 걸리고 한계가 있다는 것입니다. 이걸 몰라 힘들었던 것입니다.

65℃의 온골 시스템은 바로 차가워진 뼈를 소파에서 TV 보면서, 잠자면서, 생활 중에 따뜻하게 하여 근본적으로 기름을 녹여 근본적으로 뚫어 주는 역할을 하는 시스템입니다.

온골 시스템은 피부를 따뜻하게 하는 게 아니고 운동하는 것처럼 몸속에서 따뜻해져서 밖으로 열이 나오는 원리로 **체온이 올라가 잠자리의 온도를 계속 낮게 만들어 주고 온열 제품의 열을 끄고 자는 환경을 만들어 주어 탈수 예방을 해 주는 역할을 합니다.**

▶ 이것을 계속 증폭시켜주는 역할을 하는 것이 기초 체온 시스템입니다.

처음 1~2(극히, 소수)번 빼고는 뜨겁거나 땀이 나지 않아 사용하기가 편합니다.

← 소파에서 TV 보며, 잠자면서

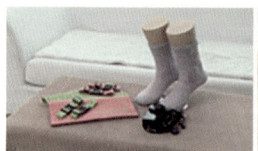
골드 세트

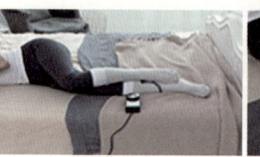
온골 양말

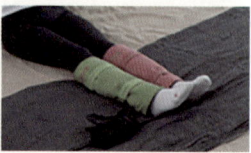
온골 패드

피부가 아닌 뼈를 따뜻하게 해서 몸속에서부터 열을 발생

3. 수맥 중화 에너지 시스템(수맥: 水脈)

가랑비에 옷이 젖듯 외부로부터 오는 영향을 막아 주는 역할을 하는 시스템으로 아무리 좋은 자동차도 비포장도로나 비가 오면 차에 무리가 오듯 인체도 외부로부터 오는 영향을 막아 주라는 것입니다.

수맥(水脈)은 땅속에서는 좋은 에너지 파장을 갖고 있지만, 지표면 위로 올라오면서 좋은 에너지의 반대 파장으로, 인체 에너지의 반대 파장으로 바뀐다고 합니다(과학적 검증).

또한, 지금까지 오랜 기간 동안 전해 내려오는 풍수지리(水脈)가 그렇습니다. 젊어도 선천적으로 발이 차거나 나이가 많거나 투병 생활로 약해지면 잠자리가 바뀌면 잠을 못 이룬다고 합니다.

쉽게 비유하면 건물을 포클레인으로 부수기가 힘든데 조그만 전기선이 합선되면 불이 나서 건물이 무너지는 격입니다.

수맥도 에너지(氣) 중 하나이고 혈액도 혈기(血氣)도 에너지 중 하나이기 때문입니다. 수맥 중화 에너지 시스템은 땅속에서 올라오는 수맥을 중화시키는 에너지 패드와 나이만큼 차가워진 고목나무 껍질과 같은 피부의 체온을 올려 주는 에너지 이불로 누구나 쉽게 잠자면서 쉽게 실천할 수 있는 시스템입니다.

열은 나지 않는데 에너지가 체온을 증폭시켜 몸이 따뜻해지면서 점점 잠자리의 온도가 낮아지고 보일러의 온도가 낮아져도 춥지가 않다는 것입니다.

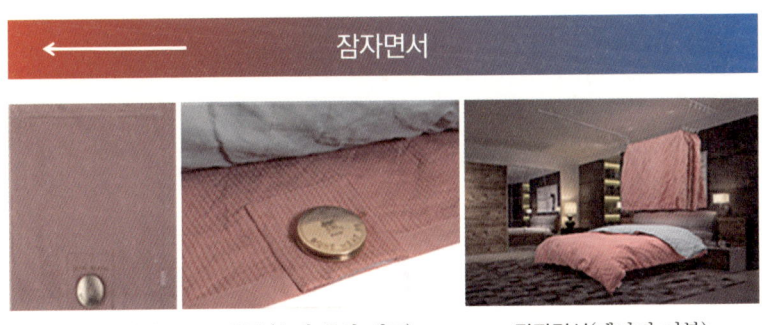

의자, 소파 방석 　　침대(수맥 중화 패드)　　잠자면서(에너지 이불)

하루 종일 오랜 시간 한자리에 머무는 곳
: 수맥파, 전자파 중화(과학적 검증)

4. 공기 중화 에너지 시스템(공기: 空氣)

생명을 유지하는 데 가장 중요하고 피할 수 없는 것으로 3분만 숨을 쉬지 않아도 목숨이 위험하고 마지막 순간에 산소 호흡기를 떼면 숨을 거둔다. 이렇게 죽음을 앞에 놓고 말하면 그 중요성은 누구나 다 알게 된다. 그러나 평상시엔 흔하고 따갑거나, 아프지 않아 불편한 걸 느끼지 못해 병세가 악화돼도 그 중요성을 모른다.

죽어서도 보는 수맥(水脈)과 마찬가지로 눈에 보이지 않아 모를 뿐이다. 수맥의 줄기 맥(脈) 자에 달 월(月) 자는 차게 하는(얼음 빙: 冫) 것을 잘 모른다(멀 경: 冂)고 풀이되고 공기(空氣)는 빌 공(空) 자를 보면 하늘 아래(宀), 사방팔방(八)으로 위에서부터 아래까지 꽉 찬(工) 게 공기라고 만들어졌다.

숨 쉬는 공기가 머리에서 발끝까지 간다는 이야기이다.

평상시 접하는 공기의 성질이 심장의 혈액과 온도, 염도, 항산화, 에너지가 같거나 비슷해야 하는데 정반대 쪽으로 다르다는 것이다.

이것을 잠자는 8시간 동안 공기의 성질을 바꿔 주고 외부로부터 영향을 받는 수맥파, 전자파 등 유해파를 중화시키고 좋은 에너지로 바꿔 주는 역할을 하는 시스템이다.

잠자면서

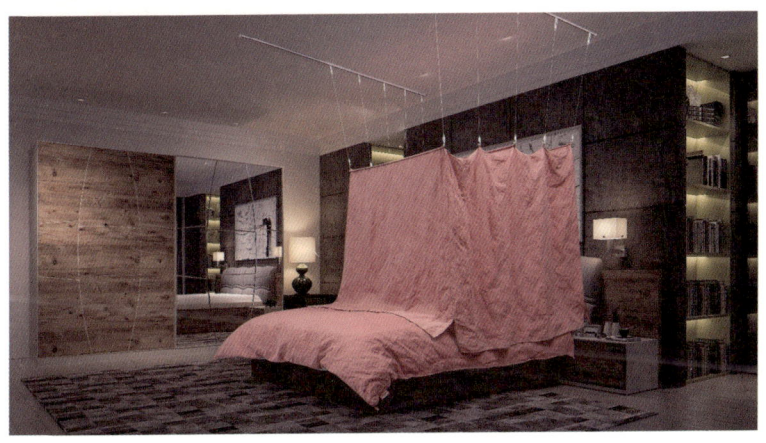

공기 중의 수맥파, 전자파, 유해파 중화(공기 중화 에너지 커튼) – **과학적 검증**

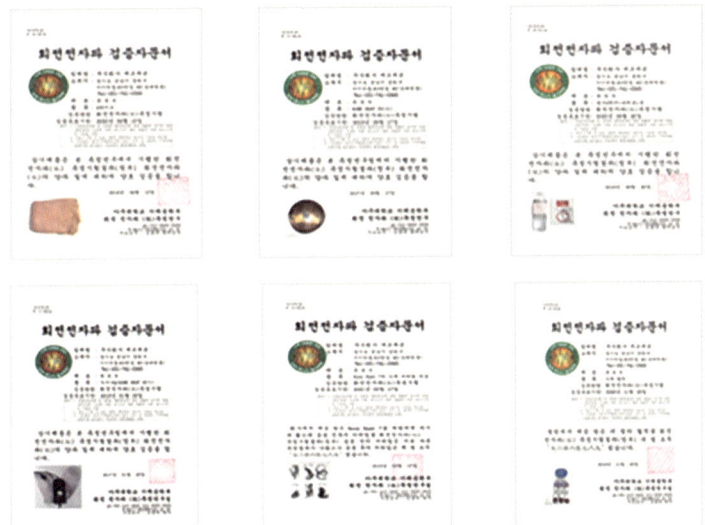

과학적 검증 자료(회전 전자파) – 아주대학교 오흥국 명예교수

체온을 올리는 효율적인 선택의 기준

1. 집을 지으려면 서까래, 기둥, 흙, 짚, 대들보가 다 필요하듯 나이가 젊든, 많든, 발이 차든, 따뜻하든, 건강하든, 건강하지 않든, **나이만큼 차가워진 체온을 최상으로 올리는 데는 누구나 다**

   ① 기초 체온 시스템(기: 氣), 물(生命水), 소금(鹽)
   ② 65℃ 온골 시스템(骨: 溫骨)
   ③ 수맥 중화 에너지 시스템(수맥: 水脈, 패드, 피부: 皮膚, 이불)
   ④ 공기 중화 에너지 시스템(공기: 空氣)의 따뜻한 환경을 만들어 주는 것이 좋다.

2. 개인의 경제적 사정과 판단에 따라 자동차를 수리하다 보면 차가 망가진 정도에 따라 운행할 수 있는 데까지 수리해 줘야 하듯 예를 들면 차가 펑크가 났는데 기름만 넣고 가라고 하면 안 되듯이 **각 사람의 건강 상태(체온)에 따라 최소한 떨어진 체온을 올리는 데 체감적으로 느낄 수 있어 빨리 도움을 받을 수 있는 데까지 하는 것이 필요하며 기초 체력이 되는 50대까지는**

① 기초 체온 시스템, ② 65℃ 온골 시스템까지 하는 것이 좋다.

기초 체력이 약한 사람과 60대 이후부터는

① 기초 체온 시스템, ② 65℃ 온골 시스템, ③ 수맥 중화 에너지 시스템(침대, 패드)까지 따뜻한 환경을 만들어 주는 것이 좋다.

3. 그러나 경제적으로 힘들어서 어려우신 분은 기초 체온을 올릴 수 있는 ① 기초 체온 시스템부터 시작하면 된다. 여기서 중요한 것은 기초 체온 시스템부터 시작하며 과학적으로 검증된 것으로 현재 사용하시기 전보다 36.5℃를 향해 24시간 쉬지 않고 온몸의 체온을 36.5℃로 상승, 유지시켜 주는 시스템이니 체감적으로 바로 느끼는 사람이 있는가 하면 사람마다 느끼는 시간이 다 다르다는 것을 알고, 또 **나이만큼 뼛속의 기름이 많이 막힌 것만큼 한계점이 있으니 시간이 지나가도 느끼지 못하시는 분은 많이 막혀 부족하다는 것을 알고 경제적으로 여유가 되시면 ② 65℃ 온골 시스템, ③ 수맥 중화 에너지 시스템, ④ 공기 중화 에너지 시스템으로 늘려 가며 체온을 올리는 데 도움을 받으면 좋다.**

◆ 온골(溫骨) 시스템의 구성

열은 나지 않는데 체온을 올려 주는 환경을 만들어 주는 ① 기초 체온 시스템, ③ 수맥 중화 에너지 시스템, ④ 공기 중화 에너지 시스템과 전기 어댑터로 65℃ 열을 발생하여 직접 뼈를 따뜻하게 하여 체온을 올려 주는 ② 65℃ 온골(溫骨) 시스템으로 구성되어 있는데, ①, ③, ④번을 15일에서 한 달 정도 먼저 사용하여 기초 체온을 올린 후 ②번을 사용하면 몸이 편안한 상태로 이완된 후 따뜻해지게 사용할 수 있다.

◆ 온골(溫骨) 시스템과 더불어 하면 좋은 식생활

· **마사이족의 하루** – 문명과 의학의 혜택이 없는!!

1. 추운 곳에 가지 않는다.[24℃↑ 환경, 따뜻한 날씨: 공기(空氣) – 호흡, 피부]
2. 실온이나 따뜻한 물을 마신다.[냉장고 없음, 물(生命水)]
3. 차가운 음식을 피한다.[냉장고 없음, 기(氣) – 기름 굳고, 혈관 수축]
4. 끼니를 굶지 않는다.(굶지 않는 생활)
5. 최소한 걸어라.[(사냥으로 육식을 주식으로 움직이는 생활) – '열']

◆ 온골(溫骨) 시스템과 마사이족의 하루 생활처럼

차가운 생활을 피할 수 없는 현대인들이 나이가 많아, 힘들어서, 시간이 없어서, 출장 가서, 눈, 비가 와서, 게을러서, 돈이 없어 힘들어서 필요한 만큼 실천하기 힘든 것을 누구나 쉽게 생활 속에서 **잠자면서, 근본적으로 뼈를 따뜻하게 하는 것은 물론 머리에서 발끝까지 125,000km의 마지막 차가운 곳(아픈 곳)까지 24시간 쉬지 않고, 36.5℃를 향해 체온을 상승, 유지시켜 주는 시스템이다.**

★★★★ 근본적으로 이것이 다른 것이다.★★★★

체온을 올릴 때 알아야 할 사항
- 주의 사항!!

1. 타고난 체질(체온)과 현재 나이만큼 망가진 몸의 상태(체온)를 가장 잘 아는 사람은 본인밖에 없습니다.
즉, 체온이 올라갈 때 몸의 상태를 가장 잘 아는 사람은 본인이라는 것입니다. 느끼는 것만큼 몸의 모든 구성 요소가 약해져 막혀 있다는 것입니다. 불편함을 느낄 때는 쉬었다가 평소의 상태로 몸이 편안해지면 설명서대로 다시 시간과 횟수를 자신의 몸에 맞춰 가며 체온을 올리는 것이 가장 좋습니다. 뼈를 따뜻하게 하는 온골기는 저온→중온→고온으로, 횟수는 자신의 몸에 맞춰 사용하면 좋습니다.
2. 자신의 몸 상태보다 무리한 '열'을 가하는 것은 명현 현상을 겪을 수 있거나 건강에 좋지 않습니다.
3. 임산부나 의식이 없는 분은 사용하지 마십시오.
4. 기초 체력이 아주 약하신 분들은(저온 체질) ①, ③, ④번을 15일에서 1개월 정도 사용하신 후에 ②번의 65℃ 온골기는 상담을 통해 효율적으로 사용하시면 더욱 좋습니다.

※ 가능하면 처음부터 한 번에 구입하여 사용하실수록 도움이 빠릅니다.

※ 시스템 사용 시 어디든 불편하시면 잠시 사용을 멈추었다가 본래의 상태로 돌아오면 다시 사용하시면 좋습니다.

➤ 몸이 약한 사람들일수록 막힌 것만큼 나타납니다.

※ 누구나 상담을 통하여 사용하시면 좋습니다.

어디든 아파서!!

그 무엇을 하시든 지금 하시고 계신 것에 뼈를 따뜻하게 해 보십시오. 왜 뼈가 따뜻해야 하는지, 쉽게 느끼실 것입니다.

발이 차면!!

모든 건강을 소리 없이 망가트리고 있다는 것을 다시 한번 아래 두 글귀에서 인지하시기 바랍니다.

"골골 80", "발목 잡혔다"

긴 시간 온골(溫骨)에 관심 가져 주셔서 감사합니다.

☎ 상담 문의 | 1588-3606, 02) 763-0370

이제 현대 의학, 한의학, 대체 의학, 자연 치유 등 모든 의학이 하나가 되어, 하나의 시스템으로 고통을 받는 분들에게 도움이 되어 건강을 되찾아 하고 싶은 일을 하면서 활기차고 즐거운 하루하루의 삶을 보낼 수 있는 기적이 이루어지길 기원합니다. 고맙습니다.

2023년 1월 25일
온골(溫骨)요법 소장 **문운석** 올림

병이 들면 왜! 뼈를 보지 않는가?
- 이것만 알면 치유가 쉬워진다

1판 1쇄 발행 2023년 4월 17일

지은이 문운석

교정 주현강   편집 유별리   마케팅·지원 이진선

펴낸곳 (주)하움출판사   펴낸이 문현광

이메일 haum1000@naver.com   홈페이지 haum.kr
블로그 blog.naver.com/haum1007   인스타 @haum1007

ISBN 79-11-6440-341-7(03510)

좋은 책을 만들겠습니다.
하움출판사는 독자 여러분의 의견에 항상 귀 기울이고 있습니다.
파본은 구입처에서 교환해 드립니다.

이 책은 저작권법에 따라 보호받는 저작물이므로 무단전재와 무단복제를 금지하며,
이 책 내용의 전부 또는 일부를 이용하려면 반드시 저작권자의 서면동의를 받아야 합니다.